SHIYONG
HUXIBING ZHENLIAO JINZHAN

实用
呼吸病诊疗进展

任师磊◎主编

汕頭大學出版社

图书在版编目（CIP）数据

实用呼吸病诊疗进展 / 任师磊主编. —— 汕头：汕头大学出版社, 2019.1

ISBN 978-7-5658-3835-4

Ⅰ.①实… Ⅱ.①任… Ⅲ.①呼吸系统疾病—诊疗

Ⅳ.①R56

中国版本图书馆CIP数据核字(2019)第029423号

实用呼吸病诊疗进展

SHIYONG HUXIBING ZHENLIAO JINZHAN

主　　编：任师磊

责任编辑：宋倩倩

责任技编：黄东生

封面设计：蒲文琪

出版发行：汕头大学出版社

　　　　　广东省汕头市大学路243号汕头大学校园内　　　邮政编码：515063

电　　话：0754-82904613

印　　刷：北京市天河印刷厂

开　　本：710 mm×1000 mm　　1/16

印　　张：8

字　　数：220千字

版　　次：2019年1月第1版

印　　次：2019年1月第1次印刷

定　　价：50.00元

ISBN 978-7-5658-3835-4

任师磊

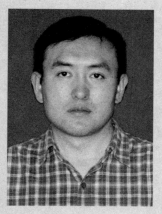

男，1979年11月出生，2003年毕业于青岛大学医学院，现为菏泽市立医院主治医师，泰山医学院兼职讲师，山东省医师协会呼吸疾病介入医师分会青年委员。长期从事呼吸系统疾病的临床及科研教学工作，主要治疗慢性阻塞性肺病、支气管哮喘、间质性肺病、呼吸衰竭、肺动脉高压等疾病，曾发表《法舒地尔联合丹参多酚对慢性阻塞性肺疾病肺动脉高压的疗效观察》，所承担的《阿奇霉素在烟曲霉侵袭A549细胞中的抗炎作用及对孢子侵袭力的影响》科研项目获菏泽市科技进步二等奖。

前言
preface

  呼吸系统疾病是严重危害我国人民健康的常见病和多发病，近年来部分疾病的发病率和死亡率呈上升趋势。因呼吸系统疾病死亡的人数在农村居总死亡人数的首位，在城市居第三位。近年来，随着现代分子生物学、免疫学、影像学及介入医学的发展，医学界对呼吸系统疾病的病因及发病机制的探索，诊断方法、治疗手段、预防措施的研究取得了长足的进步。大量治疗呼吸系统疾病的新药不断上市，基于循证医学基础上的呼吸系统疾病诊治及药物应用指南亦相继问世。因此，迫切需要医务工作者更新知识、提高对呼吸系统疾病的诊治水平，尤其是规范治疗和合理用药。为此，我们编写了《实用呼吸病诊疗进展》。

  本书包含呼吸系疾病的体格检查、呼吸系疾病的影像学检查等基础内容，又涵盖社区获得性肺炎、医院获得性肺炎、慢性阻塞性肺疾病、支气管哮喘、特发性肺纤维化等临床常见呼吸系统疾病。各章节均由多年工作在临床、教学和科研第一线的医务工作者结合自己的专长和经验撰写，因此本书在体现各位编者多年临床经验的基础上，也很好地反映了呼吸系统疾病诊疗领域的最新进展，为读者提供了呼吸系统疾病诊断和治疗的最新概念、最新诊疗技术，以及规范化的诊断与治疗方案，适合于呼吸内科、急诊科以及其他临床科室医务人员阅读。

  尽管在编写过程中各位编者均力求完美，但是受水平和知识局限，难免存在不足甚至错误，希望读者给予批评指正。

《实用呼吸病诊疗进展》编委会

2018 年 4 月

目 录
CONTENTS

第一章

呼吸系疾病的体格检查

体格检查是医师诊断疾病的最基本方法之一，在呼吸系统疾病中，有的通过详细询问病史和仔细的体格检查，即可做出初步的临床诊断，如支气管哮喘。有的通过发现的阳性体征，可提示疾病病变的部分或性质，如听诊肺内有湿啰音，多提示听诊部位支气管或肺有渗出性病变；胸部叩诊出现浊音或实音，常表明该区域的胸壁有病变或肺有实变。由此可见，正确熟练地掌握体格检查的方法，是医师诊断疾病不可缺少的一种基本功。

一、体格检查的注意事项

体格检查是临床常规的主要工作之一，检查时要根据患者的病情，采取适当体位，并注意以下事项：

（1）要态度和蔼，视患者如亲人，关心体贴患者的痛苦，以高度的同情心和责任感，去取得患者的信任与合作。

（2）查体的环境要安静、温暖、光线明亮，患者的体位与姿势，以能发现阳性体征为原则：住院患者取仰卧位，门诊患者可取端坐位；对女性患者胸、腹部检查时，要注意不过多裸露，检查完毕后及时遮盖。

（3）检查的动作要轻柔、准确，手法先轻后重，尽量减少给患者的不适感；检查时可能引起疼痛的操作要事先向患者说明，以减少患者的精神紧张。

（4）要防止交叉感染，尽可能做到每检查 2 名患者洗 1 次手。检查有感染或不洁的部位（如会阴部）后，应及时用消毒液洗手。

（5）要有条不紊，按头、颈、胸、腹等顺序，检查方法要按视、触、叩、听各诊进行，并注意整体性和系统性，避免遗漏和不必要的重复。对病情危重、行动不便的患者，可先进行重点检查，暂时不做全面检查，待病情好转后再补充完成。

二、体格检查的方法

(一) 视诊

是医师用视觉来观察、了解病情，诊断疾病的一种方法。视诊内容包括以下2方面：

1. 全身情况

包括性别、年龄、发育、营养状况、意识状态、表情、体位、姿势与步态等。

2. 局部情况

包括观察毛发、皮肤、肌肉、关节有无异常或畸形，身体有病变部位的皮肤、黏膜有无皮疹、溃疡、充血、水肿等。

(二) 触诊

是医师用手指或手掌触摸患者体表，通过感知被检查部位的变化来诊断疾病的一种方法。

触诊可了解体表的温度、湿度，身体局部有无压痛、包块、硬结或震颤感等。一般用于检查肝、脾、体表淋巴结有无肿大，以及腹腔、关节腔有无积液等。

(三) 叩诊

是医师用手指叩击被检查部位，根据产生的音响来判断体内病变性质的一种诊断方法。

可用于判断心、肺、肝、脾等实质性器官的边界。叩诊对呼吸系统疾病的诊断有重要价值。叩诊音分为清音、浊音、实音、过清音和鼓音。

正常肺组织叩诊呈清音。含气量过多的肺组织（肺气肿、肺内有空洞性病变）叩诊呈过清音，如肺部叩诊呈浊音或实音，提示该区域肺组织实变。空腔脏器（如胃、肠）叩诊呈鼓音，实质性器官（如肝、脾、体腔积液）叩诊呈实音，心或肝组织被肺覆盖的区域叩诊时可呈浊音。

(四) 听诊

是医师借助听诊器，用听觉辨认体内器官发出的生理性或非生理性声音来诊断疾病的一种方法。

用于听心脏正常跳动时的生理性心音，呼吸时的呼吸音，肠蠕动时的肠鸣音。

听诊对支气管和肺疾病的诊断很有帮助，如气道或肺泡内有稀薄分泌物时，可听到湿性啰音（水泡音）；支气管狭窄或有黏稠分泌物附着时，可听到伴随着呼吸音的高调额外音，称为干性啰音（笛音）；如果听诊呼吸音减弱或消失，则提示该区域的胸膜增厚、胸腔积液或局部肺通气不良。通过这些病理性音响的发现，可帮助医师对患者做出正确的临床诊断。

三、体格检查的内容

（一）一般状况的检查

包括以下几个方面：

（1）体温、脉搏、呼吸、血压等生理状态的检测。

（2）意识的状态，是清楚、淡漠、混浊、嗜睡或昏迷。

（3）发育、营养状况，是不良、良好还是中等。

（4）面容、表情，姿势与体位有无异常，如两颊潮红、口唇发绀，体位是否自如，有无端坐呼吸或强迫体位等表现。

（5）皮肤、黏膜有无充血、出血点、皮疹、紫癜、瘢痕、溃疡及水肿等异常。

（6）表浅淋巴结：正常人颌下、腋窝、腹股沟可有个别肿大淋巴结，一般直径都小于0.5～1.0 cm。如触及肿大的淋巴结属异常，应记录其大小、硬度，有无压痛，与周围组织有无粘连，表面皮肤有无异常等。

（二）头部检查

应注意以下几点：

（1）头颅外形有无异常，五官是否端正。

（2）有无眼睑下垂、水肿，有无眼球突出，结膜充血、水肿，巩膜黄染等。

（3）鼻腔有无分泌物溢出，鼻窦区有无压痛等。

（4）有无外耳道溢脓或血，听力有无下降，乳突有无压痛等。

（5）口有无臭味，口及唇黏膜有无疱疹、溃疡、出血，舌有无舌苔、裂纹、溃疡。

（6）咽部有无充血、肿胀，扁桃体是否肿大等。

鼻咽部的检查，也有助于呼吸系统疾病的诊断，如慢性鼻炎、鼻窦炎及咽炎，可因夜间分泌物的吸入而引起支气管炎或肺炎。

（三）颈部检查

主要观察气管是否居中，有无颈静脉怒张、颈动脉搏动，有无甲状腺肿大，发现甲状腺肿大时要记录其大小、形态、硬度，有无结节、压痛、细震颤、血管杂音等。气管的检查，对呼吸系统某些疾病的诊断有重要参考价值，如胸腔中等量以上的积液、肺尖部的肿瘤常使气管向健侧偏移，而上叶的肺不张则牵拉气管向患侧。

（四）胸部检查

是呼吸系统疾病患者体检的重点。首先应注意胸廓是否对称，有无畸形，胸部前后径与横径之比是否异常,有无桶状胸、鸡胸等;其次观察胸部两侧呼吸动度是否对称,有无受限,然后重点进行心、肺的检查。

1. 心脏的检查

(1) 视诊:观察心尖搏动的位置、大小、强度,心前区有无搏动、隆起或凹陷。

(2) 触诊:以指尖或手掌尺侧面确定心尖搏动的部位、范围、强度,检查心脏各瓣膜区和心前区有无细震颤或摩擦感,并注意它与心动周期的关系。

(3) 叩诊:确定心脏两侧的相对浊音界,并记录其大小。正常人心脏相对浊音界的大小如表 1-1 所示。

表 1-1　正常人心脏相对浊音界

右 (cm)	肋间	左 (cm)
2~3	Ⅱ	2~3
2~3	Ⅲ	3~4
3~4	Ⅳ	5~6
	Ⅴ	7~9

(4) 听诊:检查心音的频率及节律,心脏各瓣膜听诊区第一和第二心音的强弱、性质与时限的关系,有无额外的心音、摩擦音或杂音。如发现杂音应记录其位置、性质、强度和传导方向,并进行生理或病理性的鉴别;如有摩擦音应注意其与呼吸音和心音的关系等。生理性与病理性杂音的鉴别如表 1-2 所示。

表 1-2　生理性与病理性杂音的鉴别

项目	生理性(功能性)杂音	病理性(器质性)杂音
部位	二尖瓣、肺动脉瓣区	任何部位
时间	多在收缩期出现	心动周期任何时间
持续时间	短暂、易变	较持久
性质	多为吹风样、柔和	吹风样、隆隆样,音调粗糙
强度	Ⅰ~Ⅱ级	多在Ⅲ级以上
传导	多局限,无传导	多向周围传导
与体位的关系	受体位改变的影响	一般不受体位改变的影响
其他心脏病体征	无	有

(5) 心脏杂音的强度(响度):一般分为 6 级。判断的标准如下:

1 级:杂音弱而短暂,仔细听诊才能听见。

2 级:杂音柔和、短暂,较易听到。

3 级,杂音的强度适中,容易听到。

4级：杂音响亮，持续时间较长，很容易听到。

5级：杂音很响亮、震耳，性质粗糙，持续时间长。

6级：杂音极强，听诊器稍离开胸壁仍能听到。

2. 肺部的检查

（1）视诊：应观察呼吸的频率及节律有无异常，有无"三凹征"（吸气时胸骨上窝、锁骨上窝、胸骨下窝下陷，见于极度呼吸困难）。

（2）触诊：检查胸部两侧呼吸动度是否对称，语音震颤两侧有无差异，是否增强、减弱，有无胸膜摩擦感等。

（3）叩诊：是胸部检查最重要的内容，应按顺序仔细进行，观察各部位叩诊音有无异常。它对呼吸系统疾病的诊断有重要参考价值，如气胸时该侧胸部叩诊呈鼓音，肺部有炎症、纤维化、肺不张、肺水肿、胸腔积液或胸膜肥厚时病变部位叩诊呈浊音或实音。此外，还应检查肺肝界、肺下界有无升高或下降，其移动度的大小，它对肺气肿的诊断也很有帮助。

（4）听诊：应检查两侧肺部呼吸音有无增强或减弱，是否对称，有无异常呼吸音，有无干、湿性啰音，语音传导是否对称，有无增强或减弱。

（五）腹部检查

1. 视诊

观察腹部的形状是否平坦、对称，有无膨隆或凹陷，腹壁有无蠕动波和肠型，腹式呼吸是否存在，有无减弱或消失，有无腹壁静脉显露、曲张，有无脐膨出等，如有腹壁静脉曲张应做血流方向检查。

2. 触诊

应按左下、左、左上、右上、右、右下的顺序检查，如有腹痛应先从无痛部位开始。触诊内容包括下列几个方面：

（1）腹壁的紧张度，有无包块压痛及反跳痛。

（2）腹部有无肿块，如有肿块其位置、大小、硬度、活动度如何，有无压痛，其表面有无摩擦感等。

（3）肋下能否触及肝脾，如能触及其大小、硬度如何，表面是否光滑、有无压痛等。

（4）胆囊能否触及，墨菲（Murphy）征是否阳性。

（5）肾脏能否触及，如能触及，应记录其形状、大小、硬度及有无压痛。此外，还应检查脊肋角（脊柱与十二后肋交角）或季肋点（十肋前端）有无压痛。

3. 叩诊

腹部叩诊检查内容应包括以下3方面：

（1）肝脾浊音界有无移位、增大、缩小或消失，肝区有无叩击痛。

（2）有无移动性浊音，有无液波感。

（3）肾区有无叩击痛，耻骨上有无膀胱胀大的浊音区。

4．听诊

检查肠鸣音是否存在，是否增强、减弱或消失，上腹有无振水音，上腹部、脐周围有无血管杂音等。

（六）肛门、直肠、外生殖器的检查

此类检查主要观察肛周有无红肿、肛裂、瘘管、痔或脱肛，必要时进行肛指检查，了解有无内痔、息肉、肿块、肛管直肠狭窄。男性患者还应通过肛指检查前列腺是否肥大。

外生殖器的检查：男性应注意有无包皮过长或包茎，尿道口有无畸形、流脓，阴茎有无结节、溃疡、瘢痕，阴囊有无皮疹、水肿、积液及肿物，睾丸、附睾、精索有无结节及压痛。女性外生殖器的检查由妇产科医师进行。

（七）脊柱及四肢的检查

观察脊柱有无前凸、后凹、侧弯等畸形，有无强直、压痛、叩击痛或运动障碍；两侧肢体是否对称，有无畸形、肿胀、肌肉萎缩、关节脱位、运动障碍、杵状指（趾）；下肢有无凹陷性水肿、静脉曲张及溃疡等。

（八）神经系统的检查

1．脑神经的检查

内容应包括以下 9 条神经的检查：

（1）嗅神经：检查有无嗅觉障碍。

（2）视神经：检查视力、视野和眼底。

（3）眼运动神经（动眼、滑车、展神经）：检查睑裂大小，眼球运动，有无眼肌麻痹，瞳孔大小、形状及对光和辐辏反射。

（4）三叉神经：检查面部感觉有无障碍，角膜反射及双侧咀嚼肌肌力情况。

（5）面神经：检查睑裂、鼻唇沟是否对称，有无口角下垂、歪斜等。

（6）前庭蜗神经：检查听力及有无眩晕、眼球震颤等前庭功能障碍表现。

（7）舌咽、迷走神经：检查有无声音嘶哑、吞咽困难、腭垂偏斜等。

（8）副神经：检查有无垂肩、斜颈，胸锁乳突肌、斜方肌的张力，有无肌肉萎缩。

（9）舌下神经：观察伸舌有无偏斜，有无舌肌萎缩或舌震颤。

2. 运动神经的检查

检查内容为以下 3 方面：

（1）四肢运动有无障碍，肌肉有无肥大、萎缩，双侧肌力是否对称，有无减弱或抵抗。

（2）姿势步态有无异常，有无不自主运动。

（3）肢体末梢有无震颤，各种动作是否协调，有无共济失调等。

3. 感觉神经的检查

主要检查内容为皮肤的痛觉、触觉、温度觉和本体感觉有无异常，必要时可检查自主神经功能。

4. 神经反射的检查

包括生理和病理反射。

（1）生理反射主要检查角膜反射、咽反射、腹壁反射、提睾反射、骨膜反射和四肢腱反射。

（2）病理反射检查包括查：霍夫曼（Hoffman）、巴宾斯基（Babinski）、奥本海姆（Oppenheim）、戈登（Gordon）、查多克（Chaddock）征、凯尔尼格（Kernig）、布鲁津斯基（Brudzinski）、脑膜刺激征等。

第二章

呼吸系疾病的影像学检查

第一节　X线检查

常规正侧位胸部X线摄片是诊断纵隔疾病的初步检查或筛查手段，绝大多数纵隔异常可在常规胸部X线影像上显示出来。在X线检查中所见到的每一个阴影、索条、密度及形态都能成为诊断的依据。此外，还可以为下一步的合理检查以及进一步确认提供依据。

常规胸部X线摄片包括前位和左侧位像。一般电压高峰在120～145 kVp，抽照距离应为72英寸（但对具体病例要根据胖瘦情况调整）。

由于纵隔中有许多重要器官相互重叠，后前位摄片的重点应该有深呼气相及深吸气相2种条件的对比。深吸气时，肺膨胀而挤压纵隔，纵隔左右径略变窄；深呼气时，由于肺体积缩小而使纵隔松弛，纵隔影增宽（观察纵隔区所摄的后前位胸平片，其投照条件以能够清楚地看见颈胸段及胸腔内上半段气管为准）。

侧位胸片观察纵隔可以部分排除纵隔器官前后重叠的影响。一些后前位胸片看不见的病变，例如纵隔中线区小的胸腺瘤或靠近脊柱的神经源性肿瘤及心脏后方的病变，侧位胸片均能看见。此外，如果后前位、侧位胸片定位诊断不明确，或者发现纵隔结构内有境界不清的肿块影，要加摄斜位片（投照斜位片的角度可参照透视或侧位片来定，如前纵隔病变可加摄左、右前斜位；后纵隔病变可加摄左、右后斜位）。

需要特别注意的是，纵隔原发肿瘤的种类很多且缺乏特征性表现，其X线表现均常以纵隔肿块为共同特点，鉴别比较困难，容易误诊。误诊的病例主要包括以下3种情况：①误诊为大量胸腔积液或包裹性胸腔积液；②误诊为肺内病变；③虽然已确定病变位于纵隔内，但定性错误。误诊的原因主要有以下几种：

一、X 线表现为一侧胸部不透光

当巨大纵隔肿瘤向一侧胸腔内突出，占据或几乎占据一侧胸腔时，正位 X 线表现为一侧胸部密度均匀增高，患侧胸廓饱满，肋间隙增宽，纵隔向对侧轻度移位，酷似大量胸腔积液。

巨大纵隔畸胎瘤占据一侧胸腔而误诊为胸腔积液或脓胸者屡有报告，如发现钙化可提示诊断。类似胸腔积液的纵隔肿瘤有以下几个特点：

（1）小儿多见，偶尔可见于成人，成人病例多占据大部胸腔，小儿病例多表现为一侧胸部不透光，故小儿病例易误为大量胸腔积液，而成人病例可能误为包裹性胸腔积液。

（2）与胸腔积液相比，临床症状及纵隔移位情况较轻微。

（3）正位胸片上虽表现为一侧胸部不透光，但肋膈角部位却相对透光（称之为肋膈角透明征），此征象提示病变为一胸内巨大肿块，而非液体。有时肺尖部亦可见半月形透光征象，但这一征象也可见于肺内巨大肿块，如合并胸腔积液时则无此征。

（4）侧位胸片见气管受压移位，若气管显示不清时，可用吞钡检查观察食管移位情况。侧位观察纵隔内器官的移位情况有助于与肺内占位性病变相鉴别。

（5）表现一侧胸部不透光的巨大纵隔肿瘤多见于纵隔畸胎瘤，其他类型纵隔肿瘤极少见，故有时可见壳状、牙齿或骨骼样钙化，必要时可体层摄影，以便显示有无及钙化之特点。

以上几点须结合起来综合分析才有鉴别意义。

二、X 线表现为肺内肿块

一般的说，鉴别纵隔肿块与肺内肿块的 X 线表现主要依靠：①纵隔肿块与纵隔的夹角为钝角，肺内肿块为锐角；②纵隔肿块与纵隔相连的长径大于其突入肺内的最大径，而肺内肿块则小于其突入肺内的最大径；③在透视下转动患者体位，纵隔肿块与纵隔不能分开，而肺内肿块转到一定位置则可见与纵隔分开，但当纵隔肿瘤靠近纵隔胸膜并以向肺内突出为主或纵隔肿瘤有蒂时，则可能与纵隔夹角呈锐角且突入肺内的最大径大于与纵隔相连的长径。

此外，如纵隔肿瘤以向肺内突出为主且生长至相当大时，亦可类似肺内肿块。所以，有学者特别强调以下几点可作为纵隔肿块与肺内病变鉴别时参考：①在正位胸片上肿瘤与纵隔相连，在侧位胸片上肿瘤靠近前胸壁或后胸壁，因为除纵隔淋巴瘤及气管囊肿外，发生于中纵隔的肿瘤极少，须与肺内肿瘤鉴别的主要为发生于前纵隔的胸腺瘤、畸胎瘤，以及发生于后纵隔的神经源性肿瘤；②肿瘤边缘因有纵隔胸膜的包绕，除恶性肿瘤侵及肺外，均表现为光滑锐利；③由于肿瘤内无含气的肺组织，故除可能有钙化外，肿瘤密度均匀一致；④因肿瘤发生于纵隔内，故突入胸腔内时，一般已发展至较大，直径多在 6 cm 以上，但如有蒂则可能较小；⑤支气管体层摄影除可能有支气管受压移位外，无管腔狭窄或阻断征象。上述征象须综合分析，才能做出正确判断。

三、常见的纵隔肿瘤位于不常见部位

众所周知，几种常见的纵隔肿瘤，其发病部位具有一定的特征性，常根据发病部位就可做出大致正确的判断。因此，如遇到例外情况，按常规判断，就可能导致误诊。事实上，每种纵隔肿瘤均可以发生于纵隔的任何部位。

文献报告，前纵隔的胸腺瘤占 $87.5\%\sim97.6\%$，畸胎瘤占 $89.1\%\sim96.5\%$，后纵隔的神经源性肿瘤占 $91.1\%\sim92.6\%$。也就说，$2.4\%\sim12.5\%$ 的胸腺瘤、$3.5\%\sim13.9\%$ 的畸胎瘤可能发生于中、后纵隔，而 $7.4\%\sim8.9\%$ 的神经源性肿瘤可能发生于前、中纵隔。发生于前、后纵隔的淋巴类肿瘤虽无确切的统计数字，但毫无疑问，由于纵隔内淋巴结分布很广，除气管旁、气管—支气管、肺门及隆突下的中纵隔范围以外，前纵隔的乳房内动脉旁、后纵隔的食管下端及降主动脉周围均有淋巴结群分布，当然也有发生淋巴瘤的可能。

因此，仅根据纵隔肿瘤的部位判断其性质并不完全可靠，必须结合其他 X 线表现。由于 CT 扫描对确定肿瘤是囊性、实性、血管性或脂肪性，以及有无钙化具有重要价值，所以应进一步做 CT 扫描检查。

四、非畸胎类肿瘤的钙化

钙化是纵隔畸胎瘤的重要特征之一，约占 30.2%，因此，位于中、后纵隔的肿瘤内如见到钙化，常提示畸胎类肿瘤。纵隔内骨与软骨肿瘤虽极少见，但近年来已陆续有报告，且均见于后纵隔；钙化也是其重要特征，占 $33\%\sim70\%$。因此，对后纵隔有钙化的肿瘤，特别是大量钙化者，除想到畸胎瘤外，还应想到骨与软骨肿瘤的可能。

此外，$5.6\%\sim12.5\%$ 的胸腺瘤或胸腺囊肿、$2.9\%\sim7.4\%$ 的神经源性肿瘤及部分胸内甲状腺瘤也可见到钙化。

所以，必须结合其他 X 线特点，如有无邻近骨的侵蚀、钙化的形态等，必要时结合 CT 做出综合分析。

五、并发肺内病变

纵隔肿瘤并发肺内病变者主要见于畸胎类肿瘤破入支气管或肺内，引起肺内感染或肿瘤细胞在肺内种植后发育成肺内畸胎瘤，以及肿瘤继发肺感染。

文献报告，纵隔畸胎瘤破入肺内约占 4.3%，主要表现为纵隔肿瘤伴有肺不张或肺脓肿，肿瘤如与支气管相通并形成肿瘤的空腔，腔内气体多少不一，可见向腔内凸出的多个圆形或乳头状结节，一般临床病史都较长，部分病例可有咳出毛发及皮脂样物的历史。因此，当肺内病变与纵隔内病变同时存在时，若纵隔内病变位于前纵隔且排除肿大淋巴结后，应想到纵隔畸胎瘤破入肺内的可能。

纵隔畸胎瘤继发肺感染约占 2.6%，主要表现为纵隔肿块的结节样外凸，边缘较模糊。可为一般感染，也可为局部脓肿形成但无空洞，易误为肿瘤本身的结节状凸出。

除上述诸原因外，纵隔内某些少见类型的肿瘤或囊肿，缺乏临床及 X 线特征，也是易致 X 线误诊的原因之一。随着医学影像技术的发展，软组织密度分辨力的提高，综合分析 X 线、CT 或磁共振成像表现，无疑将提高纵隔肿瘤的正确诊断率。

第二节　CT 检查

CT 是计算机体层摄影的简称，它使传统的 X 线诊断技术进入了电子计算机处理、电视图像显示的新时代。近年来，在普通 CT 基础上有针对性地应用高分辨 CT（HRCT）、螺旋 CT、超高速 CT，使胸部疾病 CT 诊断的广度和深度得以大大提高。

一、CT 的基本知识

（一）CT 原理

CT 断层装置是使 X 线球管围绕人体的长轴进行旋转照射，在检测器上将穿过人体的受到不同程度衰减的 X 线转换成电信号，并送入计算机进行模/数（A/D）转换，通过计算机软件重建影像技术构成图像，在显示器显示图像，再经过多幅型相机或激光照相机拍摄成片。

与常规 CT 相比，HRCT 主要通过采用薄层（1~1.5 mm），缩小视野和骨算法的方法提高图像的空间和密度分辨率，能够显示以次级肺小叶为基本单位的肺内细微结构，如小叶间隔、小叶中心小动脉和细支气管的形态。目前主要用于肺弥漫性疾病、支气管扩张和肺内孤立小结节病灶的诊断。现代 CT 机，包括螺旋 CT 机上都可以进行 HRCT 扫描参数设定，一般是在常规 CT 扫描的基础上，只对感兴趣区的小范围进行 HRCT 扫描。对肺弥漫性疾病，则主张另在主动脉弓、气管隆突及右膈面上方 1～2 cm 水平各加扫薄层 1～2 层即可。

胸部螺旋 CT 是在胸部扫描的过程中，球管不停顿地发出 X 射线，扫描床持续同步前移的方法。由于加快了扫描速度，患者在 20～30s 憋气时间内完成全胸部扫描，避免了呼吸不均造成的微细病变的丢失。普通 CT 扫描为横断图像，难以达到直观的立体效果，螺旋 CT 可提供冠状面、矢状面、斜面及曲面的二维重建、三维重建，以及通过 CT 血管造影的靶血管的图像重建。

(二) 常用 CT 名词解释

1. CT 值

表示某部分组织 X 线衰减的数据，是以数值表示组织影像密度的高低。以 HU 为单位。将水的 CT 值定为 0，物体的密度愈高，CT 值愈大；密度愈低，则 CT 值愈小。肺组织 CT 值为 -1 000 HU，软组织（包括肿瘤）CT 值为 +40～+60 HU，骨骼可高达 +1 000 HU 以上。

2. 层厚

层厚是指每次扫描（CT X 线管旋转 1 次）时受检层的厚度。层厚愈薄，受部分容积效应的影响愈小，空间和密度的分辨率就愈高。一般层厚选择 10 mm。

3. 层距

2 次扫描层面中央平面间的距离。一般层距不大于层厚，否则会造成微小病变的遗漏。

4. 窗宽

是指所要观察图像的 CT 值范围，可在 -1 000～+4 000 HU 范围内选择。观察不同组织器官可选择最适窗宽，如肺组织为 -4 000～-1 000 HU，纵隔为 +300～+350 HU。

5. 窗位

窗位指窗宽上限和下限 CT 平均值（窗均值），根据观察部位的不同加以选择。肺窗位为 -700～-500 HU，纵隔窗位为 +30～+70 HU。

二、胸部 CT 层面和解剖结构

(一) 胸锁关节层面（主动脉弓上层面，第 4 胸椎水平）

在气管前方及侧方，主要可见 5 根血管影，依次为右头臂静脉、左头臂静脉、无名动脉、左颈动脉、左锁骨下动脉．左头臂静脉呈一长条形与右头臂静脉汇合流入上腔静脉，无名动脉、左颈动脉、左锁骨下动脉位于左头臂静脉后方，称为"三毛征"或"信号灯征"．此层面主要包括上叶的尖、后、前肺段。

（二）主动脉弓层面（第5胸椎水平）

最突出的是位于气管左前方形似香蕉的主动脉弓阴影。气管右前方为圆形上腔静脉影。此层面有2个主要的间隙，一个是气管前、腔静脉后间隙；另一个是胸骨后血管前间隙，通常可见三角形软组织影，为残留的胸腺。该层面主要包括上叶前、后段，后方小部分为下叶背段。

（三）动脉窗层面（第6胸椎水平）

其主要为气管前方的升主动脉和气管左后方的降主动脉影，可见右侧纵隔边缘的奇静脉影汇入上腔静脉．气管在此层面分叉。

（四）左肺动脉层面（第7胸椎水平）

此层面的特点是肺动脉呈人字形分支，由主肺动脉（肺动脉圆锥）向左右侧分别分出左右肺动脉：右肺动脉前方分别有上腔静脉和升主动脉。气管已分叉为左、右主支气管，呈椭圆形黑腔阴影。此层面前3/4为上叶前、后段，后1/4为下叶背段。

（五）下肺静脉层面

两下肺静脉回流入左心房，前后是两下叶内侧基底段，上腔静脉汇入右心房。右心房、右心室、左心室及左心房四腔室均可见，同时可见肺区及胸膜的分布。

三、胸部CT适应证

（1）发现胸部小病灶或早期病变：①隐匿性病灶：如位于肺尖，肺门及靠近纵隔、横膈，心缘、心后区的病灶，在胸片上易被正常结构掩盖；近胸膜的肺内小结节，因和胸膜软组织缺乏对比，以及位于气管、支气管内的小的占位性病灶除非合并阻塞性改变，均不易被常规胸片发现；②转移性肺癌结节常较小，又常位于肺外带近胸膜下，胸片易漏检，故对肺转移倾向较高的恶性肿瘤，如肝癌、骨肉瘤、生殖细胞肿瘤应常规行CT检查；③肺部小片炎症或炎症早期或吸收期，由于周围结构重叠或渗出改变较轻，阴影较淡，通过CT可检出胸片漏检病灶；④胸片阴性而高度可疑的粟粒性肺结核。

（2）怀疑为支气管阻塞引起的肺不张和肺实变。

（3）发现被大量胸腔积液掩盖的潜在病因（如肿瘤、结核或炎症）。

（4）肿瘤分期：目前肺癌的分期主要采用美国胸科协会（ATS）的TNM分

期法。其关键在于Ⅲa（$T_3N_0M_0$，$T_3N_1M_0$，$T_{1\sim3}N_2M_0$）和Ⅲb期（$T_{1\sim3}N_3M_0$，$T_4N_{0\sim2}M_0$），前者可行手术切除，后者已无法手术。

在Ⅲa期，肿瘤范围广泛，但未侵犯到纵隔内重要结构，或伴有同侧纵隔淋巴结或气管隆突下淋巴结转移；在Ⅲb期，肿瘤已侵犯纵隔内重要结构，转移到不能切除的淋巴结（如对侧纵隔或肺门的淋巴结），但肿瘤范围尚未超出胸腔，也无远处转移。CT和MRI在肺癌分期中的作用，就是帮助区分Ⅲa和Ⅲb期。

（5）肺病变：①寻找肺内病变，确定密度值、形态、轮廓；②隐匿性肺转移；③结节内钙化；④肺弥漫性病变及肺气肿CT优于胸片，而HRCT又优于常规CT；⑤引起咯血的支气管扩张病变。

（6）胸膜、胸壁病变：①发现少量胸腔积液及小的胸膜浸润；②脓胸与肺脓肿鉴别；③胸膜受累；④骨、肌肉、皮下组织病变。

（7）纵隔病变：①肿块：囊性、实性、脂肪性、血管性、淋巴结；②增宽：病理性、解剖变异、生理性脂肪沉积等；③肺门：肺动脉扩大及实质性肿块；④脊柱旁增宽；⑤寻找隐匿性胸腺瘤或胸腺增生。

（8）心脏及大血管（如动脉瘤）。

（9）气管、支气管成像：螺旋CT薄层扫描可显示主支气管及95％以上的段支气管和50％的亚段支气管。螺旋CT可从冠状、矢状及轴位显示肿瘤对支气管的局部浸润及纵隔侵犯。

（10）CT血管造影（CTA）：CTA是螺旋CT在应用方面最重要的进展。CTA可较满意地显示附着在血管壁的栓子所造成的充盈缺损。CTA对2～4级肺动脉栓塞诊断的敏感性为100％，特异性为96％。CTA还可提供肿瘤对肺动脉的直接侵犯，以及肺动脉瘤、肺小动脉炎病理改变的直接形态依据。

（11）穿刺活检导向。

四、胸部疾病CT诊断的意义

（一）肺癌

CT可发现在普通X线胸片上被遮盖的病灶，可发现肺部微小肿瘤3～5 mm；有助于鉴别纵隔旁肺癌与纵隔肿瘤，有助于肺癌与肺炎的鉴别。

（二）纵隔病变

纵隔一向被认为是X线检查的盲区，CT能对纵隔进行横断面显示，区分特异性组织密度，如不能明确时可作静脉注射造影剂增强。发现纵隔增宽时，首先区别是病理性，还是解剖变异或是生理性脂肪沉积。CT检查肿块时需先明确来源于前或后纵隔以帮助定性。

（三）胸膜病变

由于 CT 为横断面，四周高密度的胸壁和低密度的肺实质形成鲜明对比，所以对胸膜病变很有价值，可了解肺实质病变累及胸膜、胸膜原发病变或胸膜外病变。

对胸膜改变应注意：①胸膜的密度；②病变的形状，如卵圆形或新月状；③肺与病变交界面是否规则及胸壁或胸膜外组织有无消失或破坏；④病变与邻近胸膜交界处所形成的角度。

（四）膈区病变的诊断

图像重建有助于判断肿块来自于横膈亦或胸、腹腔。

五、肺内孤立性结节病灶的 CT 检查

肺内孤立性结节（Solitary Pulmonary Nodule，SPN）是指肺内小于等于 3 cm 的类圆形病灶，无肺不张、肺炎、卫星病灶和局部淋巴结节肿大。SPN 的处理是临床上的难题之一，其基本原则是：尽快切除可能治愈的恶性结节，把良性结节手术切除的数目减少至最低限度。

SPN 一般从胸片发现。CT 检查时首先做常规扫描（层厚 10 mm）以判断病灶的部位，随后对病灶行层厚 1.5~2.0 mm 的薄层或 HRCT 连续扫描。HRCT 可使结节内部的结构、边缘特征及结节与邻近组织结构的关系清楚显示。HRCT 增强扫描可较好地显示结节的强化情况。螺旋 CT 可在任何一个层面重建图像，保证图像通过结节中心，可较准确地测量 CT 值和观察病变形态。病灶的三维重建有助于观察病变形态以及与周围组织的关系。

（一）结节的边缘征象

1. 毛刺

粗毛刺（直径大于 2 mm）在肺癌是常见表现，发生率高达 70%~90%，主要是肿瘤病变直接浸润邻近的支气管血管鞘。Nordenstrom 曾称肿块不规则的毛刷状边缘为"放射冠"。Heitzma 认为该征不能作为恶性的特定征象，但仍强烈提示为恶性改变，而大部分学者认为是肿瘤的细胞浸润结果。粗毛刺在良性结节为 9%~33%，可发生于结核瘤和炎性假瘤，为结节的纤维增生并向周围肺实质延伸所致。细毛刺（直径小于 2 mm）是由于小叶间隔纤维性增厚所致。

2. 分叶征

分叶征包括脐凹征、棘状突起征和锯齿征。恶性结节中，分叶征占 25%~

76%。肺间隔进入肿瘤，肺动静脉、支气管分支以及向肿瘤内凹陷的脏层胸膜，均可使局部肿瘤生长受限，形成分叶。在 CT 上，可见分叶之间有由上述结构形成的条状影像，这对诊断的意义较大。在良性结节中，分叶占 4%～29%，如错构瘤、肉芽肿，常为软骨结节或肉芽肿的融合。

3. 边缘光滑

良恶性 SPN 均可表现为光滑边缘，但以良性病变多见。

（二）结节的密度征象

1. 结节内的高密度灶

结节内的高密度灶主要是指钙化。钙化的 CT 值一般为 100～200 HU 以上。良性结节钙化的类型有中心钙化、条形钙化、爆米花样钙化、弥漫性钙化。

高度良性结节的钙化表现为：

（1）结节的中心条形或弥漫钙化，至少为横断面的 10%。

（2）良性钙化至少在 2 个连续薄层层面上出现。

（3）结节边缘光滑，无毛刺。

直径 2 cm 以下的结节出现钙化多为结核球和错构瘤。值得指出的是，钙化并非良性结节的特殊征象。

恶性结节的钙化多为偏心性、细小的斑点状钙化，钙化范围小于结节横断面的 10%；肿瘤的钙化常是纤维瘢痕钙化或肿瘤内部营养不良性钙化。

2. 结节内的低密度灶

结节内均匀性低密度主要见于良性病变，恶性病变仅为 12%，如脂肪在结节内表现为 CT 值为 -90～-40 HU 的低密度区，仅见于错构瘤。恶性结节主要为非均匀性的低密度，这些低密度包括空泡征、支气管充气征、空洞等。

（1）空泡征：是指结节病灶中不大于 5 mm 的低密度影，借此与病灶中的小空洞（>5 mm）区别。肿瘤形成空泡征的原因有：①小灶性坏死，但并非是空泡征形成的直接原因，只有在坏死组织少量排出形成小空腔时，或坏死组织脱水、体积缩小形成真空时才形成空泡征。②结节内未闭的头尾走行的含气小支气管，在 CT 上可表现为低密度小点状影。③呈伏壁生长的腺癌或细支气管肺泡癌的癌细胞在肺泡壁排列不均匀，部分形成乳头状，突入肺泡腔。这种乳头状瘤结构间的含气腔，即表现为低密度的空泡征。肺癌有此征象者为 24%～48%，主要为细支气管肺泡癌和腺癌。良性结节中局部性机化性肺炎可有此征。小结核瘤内有干酪坏死灶与支气管相通后形成小空泡则难以与肺癌空泡征相鉴别。

（2）支气管或细支气管充气征：是指结节内宽度为 1.5 cm 以上的条状含气影像，又称空气支气管征。肺癌有此征象者可达 70%，多见于腺癌。CT 上显示结节与第 4 或第 5 级支气管相通时，这些结节经纤维支气管镜活检的阳性率明显增高。

（3）SPN 呈毛玻璃样密度及周围晕轮征：一般多见于孤立性细支气管肺泡癌，为肿瘤沿肺泡间质或沿肺泡壁生长，肺泡腔未被肿瘤完全占据或肺泡腔内大部分被脱落细胞占据或被黏液占据，形成结节内玻璃样密度。如果结节内毛玻璃样密度内出现"空泡征"，诊断为细支气管肺泡癌的可能性很高。

SPN 周围晕轮征是一个存在争议的征象。有人认为它是结节周围脉管炎，感染性出血，支气管肺动脉破裂、坏死等原因引起的一种出血性良性肺结节特征性征象。伴咯血的肺结核结节中可有此征象。Gaeta 等则认为周围晕轮征是恶性 SPN 的特异性征象，一旦出现，可能预示 1 个惰性肿瘤转变为 1 个活跃肿瘤。

（三）结节周围的征象

1. 结节与周围血管的关系

其可表现为：①肺内血管穿过结节；②肺内血管受牵拉向结节移位；③肺内血管在结节周边截断；④肺内血管受压移位。上述改变称为"血管聚集征"，此征在肺癌中的出现率约为 80%，主要为腺癌。手术发现所有肺癌均有肺静脉受累，对肺静脉的判断需连续观察不同 CT 层面，追踪到肺门。有报道显示，当结节与血管连接时，其为恶性结节的危险度是良性结节的 61 倍。球形肺炎亦可有周围血管集束征，血管扩张增粗，但无僵直、牵拉表现。

2. 结节与支气管的关系

在 HRCT 上可包括：①支气管被肿瘤切断；②肿瘤包含支气管；③肿瘤压迫支气管；④支气管不规则狭窄、增厚。

3. 结节与邻近胸膜的关系

结节与胸膜之间线形、条形或三角形接连称为"胸膜凹陷征"，在肺癌中约占 50%，以腺癌多见。肺结核瘤及其他炎性结节可因胸膜粘连，也形成类似的表现，发生率为 19%。胸膜凹陷征在良恶性病例中均可出现，恶性病例中检出率较高，以腺癌为最高，类癌罕见。如胸膜凹陷征形态不规则并伴随胸膜较广泛增厚，以及与肿瘤广基胸膜粘连，常常是炎性肿块的重要征象。

（四）结节的增强扫描特征

增强扫描对鉴别良、恶性结节有意义。薄层 CT 或 HRCT 较普通 CT 更可准确显示增强后 CT 值的变化。

1. 增强后 CT 值的变化

Swensen 等报道，恶性结节 CT 增强扫描后，CT 值增强 20~108 HU，中位数为 40 HU；而肉芽肿与良性肿瘤则为 -4~58 HU，中位数为 12 HU。若以 CT

值增强超过 20 HU 为恶性结节强化的最低值，其诊断敏感性为 100％，特异性为 76％，准确率为 92％。由于 9％的结节强化值均在 20±5 HU 范围内，故 Swensen 等认为若强化值在 16～24 HU 时仍应称为不定性结节。若强化值大于 25 HU 时，则可诊断为恶性结节，应进一步行经皮或经纤支镜肺活检甚至开胸探查等有创检查；如强化值不超过 15 HU，则可在临床监视下定期行 X 线复查。

2. 增强后密度形态的改变

Yamashita 等将其分为 4 型：①中央增强型：增强位于占结节 60％的中央部；②周围增强型；③完全增强型；④包裹增强型：仅周围部的最外围增强。完全增强型多提示肺癌，当肺癌有大面积坏死时，也可呈周围增强型，此时其 CT 强化值可低于 20 HU。结核瘤和大多数错构瘤常为周围增强型和包裹增强型。

(五) SPN 鉴别诊断的原则

1997 年第二届全国呼吸疾病影像专题研讨会上，张因帧教授提出 4 个对 SPN 做 CT 定性诊断的指标：

Ⅰ. 外形：Ⅰa 圆形；Ⅰb 土豆、树叶、桑葚状，即有分叶。

Ⅱ. 密度：Ⅱa 均匀；Ⅱb 不均匀（小结节堆聚、小泡、小管、小洞）。

Ⅲ. 钙化：Ⅲa 超过 20％容积；Ⅲb 低于 20％容积。

Ⅳ. 周围：Ⅳa 无毛刺；Ⅳb 有毛刺。

一般规律是Ⅰb～Ⅳb 均为恶性 SPH 特征。

必须强调指出，对 SPN 绝不能凭单一的征象来肯定或否定良性或恶性结节的诊断。临床症状、体征、常规检验和胸片仍是 SPN 初诊的依据。

分析 SPN 良恶性应注意不能仅靠个别特征加以判断，而应多种影像特征相结合和影像诊断与临床相结合，否则难免误诊。少数疑难病例，最终的定性还得依靠纤维支气管胸腔镜或穿刺活检。

第三节　MRI 检查

磁共振成像（Magnetic Resonance Imageing，MRI）是利用一定频率的射频信号对处于静磁场内的人体的任意选定层面进行激发，从而产生磁共振信号。与普通 X 线及 CT 相比，它具有无 X 线损害、具有较高的密度分辨率、容易显示纵隔及肺门区域的软组织病变、可获得人体任意选定平面的扫描图像等优点，因此已成为现代一种最先进的影像诊断技术。

一、适应证

（一）肺门病变

肺门在磁共振影像上具有良好的自然对比，不必注射造影剂就能鉴别肺门肿块为血管性病变或软组织（实性）肿块。特别是对肺门区较小的肿块，MRI 比 CT 扫描更具优越性。

（二）肺内病变

MRI 对肺内病变的诊断存在一定限度，它的应用价值主要在于了解肺癌的侵犯范围、确定肺癌分期，以便决定治疗方法和估计预后情况。中央型肺癌在 T_2 加权像上，支气管近端肿瘤与远端阻塞性肺炎因信号不一而可以区别，这对于确定放疗的照射范围具有指导意义。MRI 对放疗引起的纤维化与复发的肿块具有鉴别作用，因而在肿瘤放疗后的随访中有重要意义。此外，MRI 在确定肺内肿块是否为血管性起源，如肺动静脉瘘以及发现肺隔离症的体循环供血动脉方面，均具有一定价值。但 MRI 对于肺内弥漫性病变及非肿瘤性浸润病变的诊断和鉴别诊断还存在一定困难。

（三）纵隔病变

1. 纵隔肿块

MRI 不仅可以很好地显示纵隔肿块的大小、形态及边缘情况，还可显示肿块与心脏大血管、气管、食管及椎体的关系，以及对这些毗邻结构有无侵犯及侵犯程度。MRI 密度分辨率高，对纵隔囊性病变和实质性肿块可加以鉴别，对肿块内是否合并有出血和液化坏死也可做出准确判断。因此，MRI 对分析肿块起源、性质、估计手术切除的可能性及预后均有很大帮助。

2. 纵隔血管性病变

MRI 对纵隔内的一些大血管的血管性疾病，包括先天性疾病和获得性疾病，无须注射造影剂，就能做出明确诊断。如对主动脉狭窄、扩张、主动脉瘤及主动脉夹层，MRI 有较高的诊断价值。在主动脉夹层的诊断中，对发现内膜破口、鉴别夹层与附壁血栓有一定帮助。MRI 对肺动脉发育不全、肺动脉高压、肺动脉瘤以及肺动脉栓塞也有肯定的诊断价值。腔静脉因肿瘤或肿大淋巴结压迫、浸润所致变形、狭窄或静脉内血栓形成，MRI 也有很高的诊断价值。

（四）胸膜及胸壁病变

（1）MRI 可发现胸腔积液，并能把出血性胸腔积液与其他积液区分开来。MRI 在胸膜间皮瘤、胸膜转移瘤及胸膜包裹性积液的诊断及鉴别诊断中具有一定的意义。确定肺内肿块对胸膜及胸壁有无直接侵犯，MRI 比 CT 可靠。

（2）MRI 能清晰显示胸壁结构，分清层次。对胸壁的原发或继发肿瘤，MRI 还能清晰显示肿瘤的形态和范围，特别是胸腔入口的肿瘤或某些侵犯锁骨上窝及腋窝的转移瘤，MRI 检查对了解肿瘤与锁骨下动静脉、臂丛神经及腋动、静脉和腋神经的关系，明确诊断、制订治疗方案均有很大帮助。

（五）横膈病变

MRI 能直接在冠状位及矢状位等纵轴上成像，对鉴别横膈、膈上及膈下病变极有帮助。MRI 具有较高的密度分辨率，使其对鉴别囊性或实性病变，以及进一步分析病变性质有一定价值。

二、禁忌证

（1）带有心脏起搏器或体内安有金属装置的患者不能接受检查。

（2）磁共振检查时间较长，危重患者、不能很好配合的患者往往不能耐受。处于监护下的患者，由于监护系统不能进入磁体室，也不能接受检查。

（3）疑有眼球内金属异物及动脉瘤用银夹结扎术后者不能接受检查。

三、操作要点

（一）一般技术

一般选用体线圈。患者取仰卧位，两臂平放于身体两侧，保持平静而有节律的呼吸。带有心脏起搏器、做过人工心脏瓣膜置换术及胸部手术后留有金属异物者不能进行 MRI 检查。

（二）成像技术参数

选择自旋回波脉冲序列（Spin Echo 序列，简称 SE 序列）是最常用的扫描序列。采用短重复时间（TR）和短回波时间（TE）可获得 T_1 加权图像，而采用长 TR 和长 TE 可获得 T_2 加权图像，短 TE 和长 TR 则可获得质子密度图像。T_1 加权图像能较好显示扫描区域整体的解剖形态，T_2 加权图像对发现病变及判断病变性质有一定帮助。实际工作中，T_1 加权图像的扫描参数为：TR 为 500～1 000 ms，TE 选择16～30 ms；T_2 加权图像的扫描参数为：$TR>1 800$ ms，TE 选择65～120ms。

（三）层厚、层间隔及扫描平面选择

层厚常规取 7～10 mm。扫描野应较宽，以便覆盖整个胸部。胸部扫描时，一般把横断面作为基本的成像平面，视具体情况选择应用冠状面、矢状面或斜切面

成像。冠状位像或矢状位像能较好地显示肺尖、肺底病变及纵向走行的组织器官，如气管、主支气管、上腔静脉、食管等处的病变。平行于主动脉弓走行的斜切面像能显示主动脉的全貌。

（四）心电门控成像技术

心电门控成像技术是指利用心电信息将每次射频脉冲的触发时间固定于心动周期的某一点上，使每一层面每一次的激发和数据采集都处于固定的时相上，从而有效地减少心脏搏动产生的伪影。这对于肺门及中下纵隔区的图像质量控制相当重要，激发的间隔时间一般为 100 ms。

（五）呼吸门控技术

呼吸门控是指把进行数据采集的时间控制于呼气末至吸气开始的时间间隔内，其目的是为了减轻呼吸运动对图像质量的影响。由于呼吸运动的节律不如心电门控，而且呼吸运动过程中无简单的电物理信号伴发，因此其效果不如心电门控。采用呼吸门控技术，TR 时间由呼吸周期决定，因而扫描时间延长。

（六）磁共振血管造影（Magnetic Resonance Angiography，MRA）

（1）MRA 是利用磁共振"流动相关增强"现象而建立图像，是一种非创伤性的血管造影新技术，不用静脉注射对比剂。胸部 MRA 在诊断主动脉瘤、主动脉夹层、肺动脉扩张、腔静脉梗阻、腔静脉内血栓形成等方面有一定价值。

（2）胸部对比剂增强 MRA 技术是指借助静脉注射对比剂，将肺动脉主干及其分支成像，临床上取得了可喜的成果。随着 MRI 快速成像技术的发展，胸部 MRA 技术必将更加完善，服务于临床实践。

四、临床意义

（1）MRI 可以在不改变患者体位的情况下获得人体横断面、冠状面、矢状面甚至任意选定平面的扫描图像，能比较全面地显示组织器官的解剖结构，并有助于分析病变的范围及解剖关系。

（2）MRI 具有较高的密度分辨率，对分析组织成分、鉴别组织特性有一定帮助。通过改变扫描参数（如重复时间 TR 和回波时间 TE）可获得 T_1 加权图像、T_2 加权图像，质子密度图像及其他特殊图像等。比较不同图像上病变信号强度的变化，有助于对病变性质进行判断。

（3）MRI 具有特征性的血液流空现象，心脏、血管均表现为管腔状影，因此，在不使用造影剂的情况下，就能产生较好的纵隔及肺门区域的自然对比，容易显示纵隔及肺门区域的软组织肿块，尤其是显示较小的肿块比 CT 更具优越性。

（4）MRI检查没有电离辐射对人体造成的危害，通常不使用造影剂，是一种无损伤性检查。少数情况下需增强扫描，采用的是顺磁性造影剂，它无毒性反应，在检查前患者不需要做特殊准备，因此易为患者所接受。

（5）MRI空间分辨率不如CT，对肺部的微细结构，如肺小叶结构，不能很好显示。人体的一些生理活动，如呼吸运动、心脏大血管搏动及心血管内血液流动均会影响图像的清晰度。但是，随着磁共振技术的发展和改进，特别是心电门控（ECG gating）技术、呼吸门控技术及呼吸触发技术的应用，在一定程度上改变了胸部MRI的影像质量。

（6）MRI一般搜集的是氢原子信号，钙化区域不产生磁共振信号，因此在肺结核与肺内一些具有钙化病变的疾病和肿瘤的鉴别诊断方面具有一定限度。

第四节　放射性核素检查

在呼吸系统疾病诊断中，放射性核素检查主要用于肺灌注和肺通气显像。肺灌注显像用于检查肺动脉血流的分布情况，肺通气显像主要用于检查气道的通畅性和肺的局部通气功能。肺灌注显像和肺通气显像的联合使用对肺栓塞的诊断有重要价值。

一、肺灌注显像

常用的显像剂是^{99m}Tc标记的MAA（人血清清蛋白聚合颗粒）及^{99m}Tc标记的人血清清蛋白微球（HAM）。普遍应用MAA。放射性核素标记的直径为$10\sim100~\mu m$的蛋白颗粒经静脉注入体内后，经右心房、右心室过程中，放射性颗粒与血液均匀混合，并与血液以一定比例分布于双肺，暂时嵌顿在毛细血管前动脉和毛细血管内，经γ照相机照相可获得双肺血流灌注像。肺内放射性强弱代表肺血流灌注多少。静脉注射显像剂后$5\sim10$ min即可开始采集肺部图像，一般采取前后位（ANT）、后前位（POST）、右侧位（RL）、左侧位（LL）、右后斜位（RPO）和左后斜位（LPO）。必要时再取右前斜位（RAO）和左前斜位（LAO）。每个体位至少采集5×10^5计数。

（一）适应证

主要用于：①怀疑有肺动脉血栓栓塞症的患者；②了解肺部肿瘤、肺大疱、肺结核、支气管扩张等病变对肺血流的影响程度和范围，为手术和化疗提供肺内血运情况；③观察慢性阻塞性肺疾病患者肺血运受损情况或治疗效果；④原因不明的肺动脉高压或右心负荷增加的患者；⑤某些全身性疾病如结缔组织病、大动脉炎，怀疑肺动脉受累的患者。

（二）禁忌证

（1）对有明确过敏史或过敏体质者禁用。

（2）对有右向左分流的患者慎用，因为颗粒有可能通过体循环栓塞到大脑、肾和其他脏器。

（3）对严重肺动脉高压及肺血管床极度受损者禁用。

二、肺通气显像

是通过吸入放射性气体或放射性气溶胶雾化颗粒，用显像仪器显示放射性物质肺内的分布和动态变化情况。目前最常用的显像剂是^{99m}Tc—DT-PA 溶液雾化颗粒。

主要用于：①慢性阻塞性肺疾病（COPD）的评估。气溶胶肺通气显像可估价 COPD 引起的通气异常，其灵敏度高于 X 线平片，特别是慢性阻塞性肺病和哮喘患者可见大片肺段分布的通气（和灌注）缺损，而胸片可以正常。②肺动脉栓塞症的诊断。肺动脉栓塞症是由于血栓或其他类型栓子阻塞肺动脉引起的，其临床症状往往是非特异性的。有症状者，在急性期如得不到及时治疗，其病死率很高，而慢性肺血栓栓塞症是肺动脉高压的常见原因之一，早期临床诊断困难。肺通气—灌注显像（V/Q）是较好的无创性诊断方法。肺灌注像显示肺叶有单个或多个肺段放射性缺损区，而肺通气显像正常，或肺通气显像虽有异常，但病变明显小于肺灌注显像，即肺 V/Q 显像不匹配，此时诊断肺动脉栓塞症概率接近90%。但对临床高度可疑肺血栓栓塞症而 V/Q 不能确定者仍需做肺动脉造影。

第五节 胸部超声诊断和介入超声技术

超声波不能穿透肋骨及肺内气体的干扰，使超声检查在胸部的应用受到一定的限制。近年来高分辨力实时超声仪的发展，检查技术的提高，对于胸壁、胸腔以及外周型肺内病变的超声诊断，有了较大进展。尤其是超声引导下穿刺技术在胸部的应用，不仅准确、简便而且无放射线的损害，对胸壁胸膜病变及纵隔肿瘤的穿刺活检、胸腔穿刺抽液、置管、引流等取得了较好的效果。超声引导穿刺技术在胸部疾病应用的主要范畴是做细胞学和组织学检查，抽液引流以及进行各种治疗。现简要介绍如下。

一、胸部疾病超声检查方法及超声表现

(一) 正常胸壁、胸腔、肺及纵隔

1. 检查方法

由下至上，由后至前，逐肋间、逐断面扫查。前、上纵隔探测取仰卧位，沿胸骨两侧肋间探测，声束向胸骨后倾斜。或在胸骨上窝及锁骨上窝内侧探测，声束指向下方及内下方。后纵隔下部肿块可从剑下斜向后纵隔探测，也可用食管腔内探头观察。

2. 超声表现

胸壁正常声像图显示皮肤呈强回声光带，厚约 2 mm。皮下组织为低回声，胸壁肌肉为中等实质回声，内可见线、点状略强回声。肋骨横断面呈弧形强回声光带，后有声影。正常胸膜腔仅有少量液体，超声无法显示，壁层与脏层胸膜相贴很近，超声显示在胸壁与肺组织间的界面为强回声，呈光整的粗线状。正常肺组织因含气而在胸膜回声后方呈全反射，即一系列等距离平行强回声光带 (多次反射)，肺内结构不能显示。婴幼儿在前纵隔大血管前方，显示境界清楚、有包膜回声的均匀低回声的胸腺。

(二) 胸壁结核

1. 超声表现

(1) 胸壁软组织内见无回声或低回声肿块，沿肋间切面呈长梭形，肋间横断面呈哑铃形。

(2) 局部骨板回声毛糙，中断或局限性缺损，多为脓肿侵及肋骨和胸骨。

(3) 胸壁内面显示无回声区及不规则腔道回声，多为病变侵及胸壁深层及胸膜。

(4) 可合并胸膜腔积液或胸膜增厚、钙化。

2. 鉴别诊断

(1) 肋骨 (胸骨) 肿瘤：先发生骨质破坏，多呈实质性低回声肿块，多无软组织改变。

(2) 胸壁软组织肿瘤：多为实性肿块回声，无骨质破坏，多突向肺内。恶性肿瘤可累及骨质，但多发生在晚期，结合临床不难区分。

(三) 胸壁肿瘤

1. 超声表现

(1) 肿块自胸壁向胸腔隆起，突向肺内，形态多规则，呈均匀性低回声，内

无气体强回声。

（2）胸膜细带状回声紧贴肿瘤内面。

（3）肿瘤不随呼吸而移动，其深部强回声的含气肺在肿瘤深部随呼吸而上下移动。

2. 鉴别诊断

肺肿瘤浸润胸壁表现为胸膜带状回声在肿瘤处增厚、不平整及中断，常伴有少量胸水。大多数肿瘤与胸壁呈锐角，而胸壁肿瘤内突与胸壁的夹角为钝角。

（四）胸腔积液

1. 超声表现

（1）胸膜腔内呈局限性或弥漫性无回声液区，液区清晰，或呈点状、片状回声，或有分隔样回声带。

（2）游离胸腔积液：超声表现因积液的多少而不同。少量积液，在胸腔下部或肋膈窦部见少量液区，其后方为强回声的肺，也可肋缘下向上探查见肝顶部膈肌上方有少量液区。中等量积液，在胸腔中下部见积液，下部液区大，向上逐渐小，深部可见压缩的肺回声，肺组织回声较正常肺低。大量积液，可自第1～2肋间以下均为无回声区，被压缩的肺在肺门处显示实质性中等回声均匀分布，随心脏搏动而运动。

（3）包裹性积液：又称局限性积液，局限于胸膜腔、叶间、肺下及纵隔。超声显像可在相应部位出现无回声区，积液的范围和形态不一，常呈不规则形、半圆形或扁平状，其形态常不随体位改变而变化，可见局部胸膜增厚。

（4）脓胸：显示无回声区内微弱的或低中等回声漂浮，或沉积于低处，改变体位时异常回声可转动。

2. 鉴别诊断

（1）胸腔渗出液和漏出液：二者均呈无回声特性，在某些情况下有其不同点。脓胸、血胸在胸水中可出现点状、片状或带状回声，渗出液在胸水中可见光带及光带漂动，或形成多房性。漏出液无上述超声表现。

（2）纵隔积液与心包积液鉴别：纵隔积液分布在心脏前方、两侧及（或）后方，而在心脏与膈肌中央部分无积液，此点与心包积液不同。

（五）胸膜间皮瘤

1. 超声表现

（1）局限型间皮瘤：显示与胸膜相连的圆形或扁圆形肿块回声，边界清楚，有包膜，内部呈中等均匀回声，偶见有囊性变的无回声区。

（2）弥漫型恶性间皮瘤：呈多个大小不一的结节状或分叶状肿块，无完整包膜，轮廓不规则，内部回声不均匀。胸膜增厚并有中断现象，多数同时伴有胸水，则肿瘤显示更清晰。

2. 鉴别诊断

胸膜上肿瘤首先考虑胸膜间皮瘤，其次是胸膜转移性肿瘤。有时鉴别困难，可在超声引导下穿刺活检，以明确诊断。

（六）肺癌

肺癌在病理上可分为中央型和周围型 2 种。只有生长在段叶或更细支气管的周围型肺癌，在其贴近胸膜或与胸壁间有实变组织时，超声才能显示。

1. 超声表现

（1）胸膜回声深部见不规则形或分叶状肿块回声，边缘多不规则或出现切迹。

（2）肿块内部多呈低回声，甚至呈极微弱的回声，类似恶性淋巴瘤回声表现。较大肿瘤（>5 cm）多为较强回声，分布不均匀，或有坏死液化的不规则无回声区，内可取得血流信号。

（3）肿瘤侵及胸膜，肿瘤与胸壁间有少量无回声区，局部胸膜增厚、不平整并向内凹陷、模糊不清，肿瘤及胸膜、含气肺随呼吸而上下移动。

（4）肿瘤侵及胸壁，可累及邻近肋骨与胸膜。肋骨骨板回声模糊或中断，有低回声肿块侵入肋骨。肺肿瘤两侧胸膜增厚，不平整，近肿瘤处残缺中断，附近常有少量胸水，呼吸时，肿瘤上下的胸膜及周围后方的含气肺活动受限或固定不动。

（5）常伴有胸腔积液及肺不张表现。

2. 鉴别诊断

（1）肺不张：肺不张是整个肺叶或一侧肺不张，内回声与肝实质回声相同，为均匀中等回声，内有粗大的强光斑、光条及伴随的斑状、条状无回声区。因支气管和伴随的血管回声，而肺肿瘤无此现象。

（2）肺癌侵及胸壁时与胸壁肿瘤相鉴别。

（3）肺脓肿：内部以无回声为主，伴厚度不一的脓疡壁，结合临床表现不难区分。

（七）肺不张

1. 超声表现

（1）一侧肺不张：见一侧肺各叶明显缩小，回声类似肝脏，均匀低回声，内有断续的小气管引起的管状回声。萎缩肺底部呈锐角，有的可伴有胸腔积液。

（2）一叶或部分肺不张：仅在合并胸水时超声能显示，内部回声改变同一侧肺不张，局部胸膜脏层不平整或内陷。

（3）肺膨胀不全：回声强度与肺内含气多少有关。均回声较肝脏强，内有散在的强回声斑点闪动，随呼吸肺叶体积有改变。

（4）胸水、胸内肿瘤合并肺不张：如有胸膜转移癌，常见多量胸水，胸膜明显增厚，表面呈多数结节状隆起的低回声区；如有肺肿瘤，则表示不张肺深部具有不均匀的低回声肿块。

2. 鉴别诊断

肺不张应与肺肿瘤相鉴别。

（八）肺支气管囊肿

1. 超声表现

肺内见一椭圆形无回声区，周围包膜回声整齐光滑，后方回声增强。

2. 鉴别诊断

（1）肺包虫囊肿：为多见于牧区的寄生虫病，超声显示无回声区内有低中等回声漂浮，或有子囊回声，囊壁整齐清晰。

（2）肺脓肿：超声显示形态欠规则，脓肿壁厚不规则，内部有中等回声沉浮，有感染症状。

（3）肺肿瘤：有的肺癌回声极低或内部无回声，酷似囊性。肿块常呈不规则状或分叶状，内部回声衰减，故后方回声无加强。

（九）肺脓肿

1. 超声表现

（1）急性肺脓肿侵及表面者显示为中低回声，部分欠均匀，周边回声略高，底边有增强。如已完成液化，脓腔内为无回声区，伴有大小不一的散在光点，转动体位或呼吸时可见光点漂动。

（2）慢性脓肿脓腔壁增厚，内缘不光滑、粗糙，内有散在光点，底边回声增强。

（3）脓肿破入支气管，显示脓腔内气液面，下部为无回声区，上部为气体强回声。

2. 鉴别诊断

肺脓肿应与肺肿瘤和肺囊肿进行鉴别。

（十）纵隔肿瘤

1. 超声表现

（1）肿瘤的位置不定，可位于纵隔各部位。

（2）肿瘤的形态不定，一般呈圆形或椭圆形，或呈分叶状、结节状，哑铃形或不规则形。一般边界清晰，有包膜回声。

（3）肿瘤的回声不定，因其病变性质而异。有呈无回声、均匀分布的低回声或不均匀的分隔及强回声。

（4）如肿瘤较大，可压迫周围结构使之变形，产生心脏、大血管、食管、肺组织等的压迫征象。

（5）胸内甲状腺肿：位于上纵隔，其声像图与颈部甲状腺一致，为颈部甲状腺的延续，内回声均匀或不均匀，或伴无回声区。

（6）胸腺瘤：位于上纵隔，超声显示胸骨后低回声肿块，分布均匀，边界整齐，有包膜者多为良性，否则多为恶性。

（7）畸胎性肿瘤：位于前纵隔。皮样囊肿为边界清楚、整齐的无回声区、低弱回声或较强回声光团，多有后方回声增强。实质性畸胎瘤回声分布极不均匀，常间以大小不等的低回声区、形态不规则的中等回声区，或伴有强回声团块后方有声影。

（8）囊性肿瘤：支气管囊肿、心包囊肿、淋巴囊肿及食管囊肿，多位于前纵隔或中纵隔，以及后纵隔。超声显示圆形、椭圆形无回声区，边界清楚，内壁光滑，后方回声加强，均为单房性囊肿。

（9）恶性淋巴瘤：位于中纵隔，呈圆形或不规则分叶状，内为低回声或近似无回声，分布均匀，后方回声略加强，无明显包膜回声。

（10）神经源性肿瘤：位于后纵隔脊柱旁。呈圆形或分叶状，内为均匀低回声，有包膜。

2. 鉴别诊断

不同种类的纵隔肿瘤多可根据其不同的位置、形态及内部回声加以区分。超声显像需要鉴别肿块是位于纵隔还是纵隔外组织和器官，纵隔内部肿块多对纵隔内器官如气管、食管及大血管、心耳产生压迫征象。当肿块很大时，鉴别比较困难。可在超声引导下穿刺活检，以明确诊断。

二、超声引导下外周型肺占位病变穿刺活检术

（一）适应证

（1）X 线或 CT 检查发现的近胸壁各种肺部占位性病变并经超声显像证实者。

（2）发现有肺部肿块但因各种原因不能开胸检查者。

（3）肺外周型肿块，不能行纤维支气管镜活检或检查失败者。

（4）原发灶不明的肺部转移癌，为选择化疗治疗方案需组织学诊断者。

（5）肺部炎性肿块（如肺炎性假瘤、肺化脓症、结核和叶间积液等），临床治

疗前需明确诊断者。

（6）需在超声引导下穿刺，并在肺癌肿块内直接注射化疗药物者。

（二）禁忌证

（1）有严重出血倾向者。

（2）近期内严重咯血、呼吸困难，剧烈咳嗽或不能合作者。

（3）有严重肺气肿、肺淤血和肺心病患者。

（4）肺部肿块声像图显示不清晰者。

（三）操作要点

1. 器械用品及术前准备

（1）超声仪和穿刺探头：选用高分辨力实时超声仪和扇扫、凸阵或线阵穿刺探头。

（2）穿刺针和引导针。超声引导穿刺细胞学检查原则上采用细针，可选用 20～23 G，带针芯，细针长 15 cm、18 cm 和 20 cm，引导针可选用 18 G、长 7 cm 针。该针只穿刺胸壁不进入腹腔，主要作用是保证细针不偏移方向。近年来，由于穿刺活检及活检技术的不断改进，普遍认为用 18 G 针（外径 1.2 mm）做经皮穿刺活检仍然是安全的，特别是弹射式自动活检枪的应用，使操作更为简便，所取标本质量更好，已在临床普及应用。

（3）胸腔穿刺包 1 件，麻醉药物等。

（4）术前准备：①可疑有出血倾向的患者，术前查血小板计数和出凝血时间。②必要时检查心电图，禁食 8～12 h。③向患者说明穿刺步骤，解除紧张情绪。

2. 方法

选用可进行细胞学和组织学活检的细针，患者体位应充分展开肋间隙，良好地显示病灶。一般取仰卧位或根据穿刺部位取侧卧位或俯卧位，先用普通探头扫查识别病变部位，确定穿刺点，穿刺区域常规消毒，铺盖灭菌巾，换上无菌的穿刺探头，再次确定穿刺目标和皮肤进针点，测量皮肤至穿刺取样点的距离。局麻后，当屏幕上病灶显示清晰时，固定穿刺探头的引导方向。将引导针经探头引导器穿刺胸壁，嘱患者屏气不动，迅速将活检细针经引导针刺入病灶，切取活检组织，拔出穿刺针，把标本置于甲醛溶液中固定送病理科。活检完毕，盖以无菌纱布，胶布固定，嘱患者卧床休息。

3. 注意事项

（1）术前准确的超声定位，选择最佳进针途径与穿刺部位是穿刺成功的关键，尤以较小的病灶更为重要。

（2）尽可能使用细针，以免发生严重并发症，原则是病变较小。距体表较远，则宜采用细针 21 G 或 20 G。若病灶较大，靠近体表也可用 19 G 或 18 G 粗针。

（3）尽量减少穿刺次数。细小针一般以穿刺 4 针为限；粗针活检原则上只要获得足够的组织块则不做第 2 针活检，第 1 针不满意时亦以 2 针为限。

（4）肋间穿刺时选肋骨上缘进针，以免损伤血管。

（5）力求穿刺途径避开含气肺组织，以防气胸发生。

（6）当针尖显示不清时，切忌盲目进针，可稍调整探头角度，在针尖显示清晰后再穿刺。当针尖强回声与肺内肿块气体回声相混淆时，应稍上下提插穿刺针，有助于确认针尖。

（7）进针和拔针时嘱患者屏气不动，操作必须敏捷。

（8）对纵隔肿瘤的穿刺应注意避开心脏和周围大血管。

（9）做穿刺后的患者应留下短时间观察，注意有无气胸、局部出血和咯血等并发症。

（四）临床意义

肺部肿瘤术前或化疗前的病理诊断过去主要依据痰细胞、纤维支气管活检以及 X 线透视的活检，但痰液细胞学阳性率低，外周型肺肿块纤维支气管镜不易达到要求的深度，而超声引导下穿刺活检可以发挥较好的作用。

1. 对外周型肺部肿块的诊断意义

由于肿瘤组织浸润或占位性病变呈实性改变，从而产生新的组织界面，超声可显示其外周肺组织病变范围、大小和形态学特征。

2. 超声引导下经皮肺穿刺

是在荧光屏上连续显示穿刺针的行径和针尖到达的位置，从而能严格控制穿刺深度，使针尖始终保持在肺部肿块内，一般不会损伤正常肺组织而造成气胸等严重并发症。

3. 确定有无并发症及复发灶

对于肿瘤合并大量胸水、肺不张患者，X 线胸片无法确定肺内有无占位病变。超声引导则不受胸水、胸膜增厚、肺不扩张等影响，对伴有胸水的周边肺部肿块，超声亦容易显示，并且同时可见穿刺针尖及针道。上述优点是为 X 线导向穿刺不能解决的。

4. 有早期临床诊断的价值

超声引导下活检可以极大地缩短患者的确诊时间，对于无法手术和晚期肿瘤转移患者，免受开胸探查的痛苦而获得确切的病理诊断，为临床放疗和化疗提供重要依据。总之，超声引导下穿刺组织活检能使超过 80% 的外周型肺部肿块的病例获得准确的组织病理学诊断，可避免手术痛苦，其方法简便、安全，已广泛应用于临床。

三、胸膜腔穿刺抽液和液体引流

（一）适应证

（1）胸腔中少量积液，超声引导下穿刺抽液，做诊断性检查，确定胸水性质。

（2）大量胸水、脓胸抽吸液体或液体引流，减少对肺组织的压迫，降低胸腔内压。

（3）脓胸或恶性胸液需胸腔注入药物治疗者。

（4）外伤性血气胸抽液、减压并引流。

（二）禁忌证

（1）病情危重有严重出血倾向。

（2）胸腔极少量积液。

（3）胸膜增厚为主的包裹性积液，或积液已基本吸收。

（4）巨大的胸膜间皮细胞瘤合并极少量积液。

（三）操作要点

1. 器械及用品

（1）超声仪和穿刺探头，同前。

（2）胸腔穿刺包1件，内有12号或者16号带有乳胶管的穿刺针、小镊子、止血钳、纱布、孔巾和换药碗，无菌试管数只，麻醉药物等。

2. 方法

（1）患者反向坐于靠背椅上，双手臂平置于椅背上缘，头伏于前壁。年老病重患者可在病床上取斜坡卧位，病侧手上举，枕于头下或伸过头顶以展开肋间隙。

（2）穿刺部位宜取胸部叩诊实音处，一般在肩胛下角线第7～9肋间，或腋中线第5～6肋间穿刺，超声观察胸水的范围、流动和包裹情况。穿刺点宜选择液区的低位或深层最厚部，穿刺前测量其深度，以确定进针深度。

（3）常规皮肤消毒、麻醉、铺巾。

（4）检查穿刺针是否通畅，如无阻塞将针乳胶管用止血钳夹紧。左手示指与中指固定穿刺处皮肤，右手将穿刺针于下位肋骨上缘垂直缓慢刺入，当穿过壁层胸膜时，针尖抵抗感突然消失，然后将穿刺针乳胶管的一端连接注射器，松开止血钳即可抽液。助手用止血钳协助固定穿刺针，并随时夹闭乳胶管，以防空气进入胸腔。

（5）少中量液体抽吸中应缓慢向外边退针边抽吸，以便抽净胸水。

（6）肺脓肿或脓胸在尽可能抽净脓液后，用盐水反复冲洗抽吸，然后注入抗生素。对于肺脓肿，穿刺、抽脓、冲洗、注药宜一次完成，以免污染胸腔。

（7）抽液完毕，拔出穿刺针，盖以无菌纱布，用胶布固定，嘱患者卧床休息。

3. 注意事项

（1）术前应向患者阐明穿刺的目的和进程，以消除其顾虑，取得配合。

（2）穿刺针应于肋骨上缘垂直进针，不可斜向上方，以免损伤肋骨下缘处的神经和血管。

（3）抽液量不可过多过快，严防负压性肺水肿发生。初次抽吸一般不超过800 ml，以后每次不超过 1 200 ml，如留置导管可在抽出 800 ml 后休息 5～10 min。在无不良反应下，继续引流800 ml，如此重复，直至肺扩张充气或抽不出水为止。

（4）进出针应在屏气状态下进行，注意进针方向。穿刺中如出现连续咳嗽或头晕、胸闷、面色苍白、出汗等胸膜反应，应立即停止抽液，拔出穿刺针，让患者平卧。

（5）抽液中应不断用超声监视，发现胸水量减少，肺扩张充气时，应适当退针，以免划伤肺表面而产生气胸。

（6）癌性胸膜炎的穿刺抽液穿刺点，宜选择胸膜平整或正常部位，避开胸膜增厚或有隆起的转移部位。

（7）置管引流者应注意引流液的性质，并保持引流管通畅。

（四）临床意义

（1）应用超声显像法探测胸膜腔疾病。特别是胸膜腔积液以及包裹性积液，可进行估计积液量，有无分隔及其流动性的诊断，具有简便、易行、准确等优点。尤其是检测是否有少量积液存在，不受胸膜增厚的影响，优于 X 线检查。

（2）应用超声定位，确定最佳穿刺点和穿刺方向，具有较好的临床应用价值。超声引导下的胸水定位穿刺成功率超过 90%，不仅用于抽液治疗，而且通过穿刺抽液，对胸液实验室有关项目的检测，可明确渗出液、漏出液、感染性胸液、良性或恶性胸液等，有助于胸水性质和病因诊断，能迅速做出判断。

（3）超声引导经皮穿刺置管引流治疗脓胸或肺脓肿较其他方法简便、安全，可获得较好的治疗效果。

四、胸壁胸膜病变的穿刺活检术

（一）适应证

X 线、CT 检查发现胸壁胸膜增厚，肋骨来源的胸壁肿瘤或胸膜肿瘤；肿瘤占据肺表面及胸膜胸壁，来源判断困难者，可通过超声扫查利用肋间及胸骨上下窝，锁骨上缘能显示胸膜胸壁增厚超过 1 cm 的特点，均可行穿刺活检以助诊断。

（二）禁忌证

彩超检查胸膜内动脉血流丰富、高速，穿刺时不易避开者。

（三）操作要点

1. 器械和用品

超声仪和穿刺探头，穿刺包等。同前。

2. 方法

（1）参考 X 线及 CT 胸片，选择超声显示良好处为穿刺点，并用彩超观察病变部位及其周围组织情况以避开血管。

（2）局麻后在超声引导下将穿刺针直接刺入胸壁胸膜病变中，麻醉及穿刺时均应从肋骨上缘进针，防止损伤血管。

（3）穿刺针的选择应根据病灶的大小、厚度等，胸壁骨性肿瘤宜采用 Trucut 组织活检针切割，胸膜增厚病变可用倒齿、倒钩穿刺针，较硬的组织、较小的肿瘤可采用自动活检枪切割组织，组织活检切割前测量好距离深度，可简便切取足够的组织。胸膜肿瘤可采用 18～21 G 自动或手动组织切割针；但胸壁胸膜肿瘤，更适宜采用18 号内槽型 Trucut 活检针。

（4）取材应避开坏死区，肿瘤近周缘部分一般较易取到肿瘤组织。

3. 注意事项

（1）取材应避开血管及神经，防止出血。

（2）防止进针太深，造成气胸。

（四）临床意义

（1）X 线、CT 和 MRI 显示的胸壁增厚或占位性病变，为确定病变性质，多数超声可显示并通过超声引导穿刺活检，直接取得胸壁胸膜病变，较少出现出血及气胸等并发症，是一项安全有效的确诊方法。

（2）恶性间皮瘤及转移性胸膜肿瘤的保守治疗，常采用超声引导下注药，可达到控制胸水及局部抗癌治疗的目的，减少晚期肿瘤患者的痛苦，改善生活质量。

五、纵隔肿瘤的穿刺活检术

（一）适应证

（1）X 线或 CT 检查发现纵隔区增大或有肿块者。

（2）胸骨旁或胸骨上窝、锁骨上缘、背部超声扫查显示上、前、后纵隔有实性肿瘤者。

（3）为了解上述实性肿瘤的病理学诊断，判断良恶性以确定治疗方案者。

（二）禁忌证

（1）肺心病，严重的肺气肿，心肺功能不全者。

（2）难以避开肿瘤内丰富、高速血流者。

（3）剧烈咳嗽，不能控制者。

（三）操作要点

1. 器械和用品

超声仪和穿刺探头，穿刺包等。同前。

2. 方法

（1）超声清晰显示肿瘤，选择穿刺途径以穿刺针直接刺入肿块内。前纵隔肿瘤常采用胸骨左侧缘肋间穿刺，后纵隔肿瘤常采用右肩胛内侧缘，上纵隔肿瘤多采用胸骨上窝穿刺，下纵隔肿瘤较大时通过肝左叶及横膈穿刺。

（2）彩超扫查，以选择避开肋间及肿块内血管丰富、高流速区域，尤其是胸骨上窝穿刺时更应注意避开大血管。

（3）较小的肿瘤采用 21 G 手动组织切割针，较大的肿瘤采用自动活检枪，更易取得足量的病理组织。

（4）穿刺中发现不是实性肿块时，应拔出针芯，换上注射器抽吸液体，并注意防止引导粗针进针太深，以免损伤肿瘤壁致液体外漏。

（5）进针与出针应在患者屏气状态下进行。

3. 注意事项

（1）操作应灵敏准确，尤其是较小肿瘤的穿刺应由有一定经验的医师执行。

（2）为防止发生严重并发症，应重视患者的选择，严格掌握适应证、禁忌证。

（3）穿刺点的选择应采用彩超扫查，避开大血管。

（4）注意测量穿刺深度，防止进针过深。

（四）临床意义

（1）X 线或 CT 发现的纵隔肿块，多数超声检查可以显示，但定性诊断均较困难。由于超声检查受胸骨、肋骨、肺气体等影响，常不能显示肿块全貌。近年来的研究证实，囊性畸胎瘤随体位改变时，超声可显示内部钙化，脂肪毛发等点状内容物移动，表现强回声团，液－液平面，可做出定性诊断。但其他如胸腺瘤、恶性淋巴瘤、神经源性肿瘤、恶性母细胞瘤、转移瘤等实性肿瘤的超声鉴别诊断较为困难，常须通过超声引导下活检确诊。

（2）超声引导穿刺活检对实性肿瘤术前能获得组织学诊断，观察肿瘤与周围大血管，肺的界限关系为手术方案的选择提供参考依据。

（3）超声引导纵隔穿刺活检操作简便，定位准确，加用彩超扫查可避开大血管，对纵隔肿瘤的诊断提供一种安全、可靠、诊断率较高的确认方法。

第三章

社区获得性肺炎

第一节　社区获得性肺炎概述

　　肺炎指肺实质的炎症。由于肺实质和间质在解剖和功能上区分不如其他器官清楚，故肺炎也常包括肺间质炎症。肺炎病因以感染最常见，其他有理化因子、免疫损伤等。其中，细菌性肺炎占成人各类病原体肺炎的80%。

　　肺炎分类方法有很多，按病原学诊断是一理想的分类方法，但迄今为止，病原学诊断仍有很多技术及实施上的困难，而在不同环境或场所以及不同宿主所发生的肺炎其病原学分布和临床表现等方面各有特点，临床处理及预后亦多差异。因此，近年关于肺炎分类倾向于按发病场所和宿主状态进行划分。主要分为社区获得性肺炎（Community Acquired Pneumonia，CAP）、医院获得性肺炎（Hospital Acquired Pneumonia，HAP）、护理院获得性肺炎（Nursing Home Acquired Pneumonia，NHAP）、免疫低下宿主肺炎（Immunocompromisedhost Pneumonia，ICHP）。

　　社区获得性肺炎亦称院外肺炎，是指在社区环境中机体受微生物感染而发生的肺炎，包括在社区感染，尚在潜伏期，因其他原因住院后发病的肺炎，并排除在医院内感染而于出院后发病的肺炎。

第二节　社区获得性肺炎的诊断

一、诊断依据

（一）临床表现

常有受寒、劳累等诱因或伴慢性阻塞性肺病、心力衰竭等基础疾病，1/3患者病前有上呼吸道感染史。多数起病较急。部分革兰氏阴性杆菌肺炎、老年人肺炎起病隐匿。发热常见，多为持续性高热，抗生素治疗后发热多不典型。咳嗽、咳痰多见，早期为干咳，渐有咳痰，痰量多少不一。痰液多呈脓性，金葡菌肺炎较典型的痰为黄色脓性，肺炎链球菌肺炎为铁锈色痰，肺炎杆菌肺炎为砖红色胶冻样，铜绿假单胞菌肺炎呈淡绿色，厌氧菌感染常伴臭味。抗菌治疗时代上，述典型的痰液表现已不多见。咯血少见。部分有胸痛，累及胸膜时则呈针刺样痛。下叶肺炎刺激膈胸膜，疼痛可放射至肩部或腹部，后者易误诊为急腹症。全身症状有头痛、肌肉酸痛，乏力，少数出现恶心、呕吐、腹胀等胃肠道症状。重症患者可有嗜睡、意识障碍、惊厥等神经系统症状。

体检患者呈急性病容，呼吸浅速，或见鼻翼扇动，常有不同程度的发绀和心动过速。少数可出现休克，多见于老年人。肺炎链球菌肺炎常伴口唇单纯疱疹。早期胸部体征可无异常发现或仅有少量湿啰音。随疾病发展，渐出现典型体征。单侧肺炎可有患侧呼吸运动减弱、叩诊音浊、呼吸音降低和湿性啰音。实变体征常提示为细菌性感染。老年人肺炎、革兰氏阴性杆菌肺炎和慢性支气管炎继发肺炎，多同时累及双肺，查体有背部两下肺湿性啰音。

（二）实验室检查

1. 实验室检查

血白细胞总数和中性粒细胞多有升高。老年体弱者白细胞计数可不增高，但中性粒细胞百分比仍高。肺部炎症显著而白细胞计数不增高者常提示病情严重。动脉血氧分压常显示下降。急性期 C 反应蛋白、血沉可升高。

2. 胸部 X 线检查

通过胸片或其他影像技术证明肺内出现浸润阴影是诊断肺炎必需的，不论有无微生物证据（Ⅲ级证据）。X 线影像学表现呈多样性，与肺炎的病期有关。早期呈渗出性改变，表现为边缘模糊的片状或斑片状影，慢性期可见增殖性改变，或增殖与浸润、渗出性病灶并存。病变可分布于肺叶或肺段，或仅累及肺间质。影像学表现通常无助于肺炎病原的确定，但某些特征对诊断可有所提示，如肺叶实变、空洞形成或较大量胸腔积液多见于细菌性肺炎。葡萄球菌肺炎可引起明显的肺组织坏死、肺气囊、肺脓肿或脓胸。革兰氏阴性杆菌肺炎常呈下叶支气管肺炎型，易形成多发性脓腔。

（三）病理

病理改变有充血期、红肝变期、灰肝变期及消散期。表现为肺组织充血水肿，肺泡内浆液渗出及红、白细胞浸润，白细胞吞噬细菌，继而纤维蛋白渗出物溶解、吸收、肺泡重新充气。在肝变期病理阶段实际上并无确切分界，经早期应用抗菌药物治疗，此种典型的病理分期已很少见。病变消散期后肺组织结构多无损坏，不留纤维瘢痕。若未及时用抗菌药，5％～10％的患者可并发脓胸，10％～20％的患者细菌经淋巴管、胸导管进入血液循环。

（四）功能诊断

诊断标准：①新近出现的咳嗽、咳痰或原有呼吸道疾病症状加重，并出现脓性痰，伴或不伴胸痛；②发热≥38 ℃；③肺实变体征和（或）闻及湿性啰音；④WBC＞10×10⁹/L或＜4×10⁹/L，伴或不伴细胞核左移；⑤胸部 X 线检查显示片状、斑片状浸润性阴影或间质性改变，伴或不伴胸腔积液。以上 1～4 项中任何 1 项加第 5 项，并除外肺结核、肺部肿瘤、非感染性肺间质性疾病、肺水肿、肺不张、肺栓塞、肺嗜酸性粒细胞浸润及肺血管炎等后，可建立临床诊断。

（五）病因诊断

CAP 病因诊断其实就是病原学诊断，CAP 患者应进行有针对性的病原学检测（Ⅱ级证据）。肺炎的病原体因宿主年龄、伴随疾病与免疫功能状态、获得方式而有较大差异。社区获得性肺炎的常见病原体为肺炎链球菌、流感嗜血杆菌、金黄色葡萄球菌、化脓性链球菌、军团菌、厌氧菌，以及病毒、衣原体、支原体等。近年 CAP 病原谱变迁的总体趋势是：尽管肺炎链球菌比例下降，但仍是 CAP 最主要的病原体；非典型病原体所占比例在增加；在器质性肺病（囊性肺纤维化、支气管扩张症）患者，铜绿假单胞菌是相当常见的病原体；MRSA 也正成为 CAP 的重要病原体；耐药菌普遍，肺炎链球菌对青霉素耐药在我国近年来迅速增加，对大环内酯类耐药率超过 50％。流感嗜血杆菌对氨苄西林耐药（产 TME-1 酶），卡他莫拉菌 90％以上产 β-内酰胺酶，对青霉素普遍耐药。

CAP 病原学诊断的标本质量及其采集是影响诊断特异性和敏感性的重要环节。提倡或有选择地使用以下方法：

1. 痰

是最方便和无创伤性病原学诊断标本。但咳痰易遭口咽部细菌污染，因此痰标本的质量好坏、送检及时与否、实验室质控如何，直接影响细菌的分离率和结果解释，必须加以规范。痰标本须在抗生素治疗前采集。嘱患者先行漱口，并指导或辅助患者深咳嗽，留取脓性痰送检。无痰患者检查分支杆菌和卡氏肺孢子虫，可用高渗盐水雾化吸入导痰。真菌和分枝杆菌检查应收集 3 次清晨痰标本。对于通常细菌，要先将标本进行细胞学筛选，1 次即可。采集后应尽快送检，不得超过 2 h。延迟送检或待处理标本应置于 4 ℃保存（疑为肺炎链球菌感染除外），保存标本应在24 h内处理。

2. 经纤维支气管镜或人工气道吸引

纤支镜插入到病变部位或分泌物较多的支气管吸引痰液，把标本接种于培养皿后送检。已建立人工气道者，可经人工气道插入纤支镜，或用吸痰管经人工气道盲插进入下呼吸道吸取痰标本送检。此法受口咽部细菌污染的机会较咳痰为少，如吸引物细菌培养其浓度≥10^5 cfu/ml 可认为是感染病原菌，低于此浓度者则多为污染菌。

3. 防污染样本毛刷

PSB 是一尼龙刷，外套双层塑料管，管远端用聚乙二醇封口。PSB 经纤支镜采样，也可经人工气道插入采样。纤支镜到达肺炎引流的支气管腔内后，PSB 经纤支镜插入并超越前端 1～2 cm，伸出内套管，顶去聚乙二醇封口，越过外套管 2 cm，随后将毛刷伸出内套管约 2～3 cm 刷取分泌物。然后毛刷、内套管顺次退回外套管内，最后拔出整个 PSB。用乙醇消毒 PSB 外套管，以无菌剪刀剪去内外套管顶端部分，然后毛刷前伸，将其剪下置于装有无菌 0.9％氯化钠注射液的试管中，充分摇荡后把稀释液送检培养。如细菌浓度≥10^3 cfu/ml，可认为是感染的病原体。

4. 支气管肺泡灌洗（Bronchial Alveolar Lavage，BAL）

行 BAL 时，把纤支镜嵌在肺炎部位相应的段或亚段支气管，注入 0.9％氯化钠注射液 20 ml，然后吸引灌洗液送检培养。对已建立人工气道者，可用防污染导管直接插入下呼吸道行 BAL。如细菌浓度≥10^4 cfu/ml，防污染 BAL 标本细菌浓度≥10^3 cfu/ml，可认为是致病菌。

5. 经皮细针吸检（Percutaneous Fine-Needle Aspiration，PFNA）和开胸肺活检

PFNA 是经胸壁皮肤插入 22 号针到实变的肺组织负压吸引标本作培养，开胸肺活检是直接打开胸腔对感染组织进行活检取标本培养和病理检查。这 2 种方法的敏感性和特异性很好，但由于是创伤性检查，容易引起并发症，如气胸、出血等，临床一般用于抗生素经验性治疗无效或其他检查不能确定者，非十分必须一般不采用。

6. 血和胸腔积液培养

血和胸腔积液培养是简单易行的肺部感染病原学诊断方法。标本采集方便、安全、污染机会少、特异性高，但阳性率相对较低，故临床上常被忽视。肺炎患者血和痰培养分离到相同细菌，可确定为肺炎的病原菌。如仅血培养阳性，不能用其他原因如腹腔感染、静脉导管相关性感染解释的，也可认为是肺炎的病原菌。胸腔积液培养到的细菌则基本可认为是肺炎的致病菌。由于血或胸腔积液标本的

采集均经过皮肤，故其结果须排除操作过程中皮肤细菌的污染。

（六）诊断注意事项

少数非感染性疾病可有肺炎类似表现，如急性呼吸窘迫综合征（Acute Respiratory Distress Syndrome，ARDS）、充血性心力衰竭、肺栓塞、化学气体吸入、过敏性肺泡炎、药物性肺炎、放射性肺炎、结缔组织疾病累及肺部、白血病或其他恶性肿瘤肺内浸润或转移等，应注意鉴别，必要时可采用诊断性治疗以明确诊断。

二、临床分型

可根据以下 5 个指标进行严重度分级：①男性≥70 岁，女性≥75 岁；②血尿素氮（Blood Urea Nitrogen，BUN）≥21 mg/dl，或存在脱水；③PaO_2≤60 mmHg（1kpa＝7.5mmHg）；④意识障碍；⑤收缩压≤90 mmHg。无上述任意 1 条为轻度；满足 1～2 条为中度；满足 3 条为重度；满足 4～5 条为极重度。

第三节　社区获得性肺炎的临床用药

一、药物治疗原则

社区获得性肺炎经验性抗菌治疗的基本原则：明确诊断和确定抗菌治疗指征，抗菌药物仅适用于细菌性和非典型病原体性肺炎；根据病情严重度评估进行分级治疗；尽早开始最初经验性抗菌治疗；重视和提高住院 CAP 患者的病原学诊断水平，以改善后续治疗；参考指南并结合当地病原菌耐药性资料优化治疗策略，以求最佳疗效和最少耐药；运用抗菌药物的药动学/药效学原理指导临床用药；参考药物经济学评价选择药物。其中，按病情分级规范抗菌治疗方案是各国 CAP 诊治指南的核心。

二、药物选择

抗菌治疗是决定细菌性肺炎预后的关键。应据患者基础状态（年龄、合并疾病、免疫功能等）、感染获得类型、临床病情严重程度、所在地区或医院肺炎病原体及其耐药性流行病学资料，在完成主要检查和留取常规病原学检测标本后，及早开始经验性抗感染治疗。如延迟治疗将显著影响预后。抗感染治疗 2～3 d 后，病情仍无改善或恶化，应调换抗感染药物。有病原检查结果时，应据药敏选择敏感药物。若无病原学资料可依，则应重新审视可能病原体，进行新一轮经验性治疗。轻、中度肺炎总疗程可于症状控制如体温转为正常后 3～7 d 结束，病情较重者为1～2周；金黄色葡萄球菌肺炎、免疫抑制患者肺炎，疗程宜适当延长；吸入性肺炎或肺脓肿，总疗程须数周至数月。

下述治疗建议根据我国社区获得性肺炎诊治指南提出，仅是原则性的，须结合具体情况进行选择。

（一）青壮年、无基础疾病患者

常见病原体：肺炎链球菌、肺炎支原体、肺炎衣原体、流感嗜血杆菌等。

选择药物如下：①青霉素类（青霉素、阿莫西林等）；②第一代或第二代头孢菌素（如头孢唑林钠、头孢呋辛等）；③呼吸喹诺酮类（如左旋氧氟沙星、莫西沙星等）；④大环内酯类（如阿奇霉素）（Ⅰ级）。

（二）老年人或有基础疾病患者

老年人或有基础疾病患者，如慢性心肺肝肾疾病、恶性肿瘤、免疫抑制状态、过去 3 个月用过抗菌药物或具有其他耐药肺炎链球菌感染危险。

常见病原体：肺炎链球菌、流感嗜血杆菌、需氧革兰氏阴性杆菌、金黄色葡萄球菌、卡他莫拉菌等。

常选择药物如下：①第二代头孢菌素（头孢呋辛、头孢丙烯、头孢克洛等）单用或联合大环内酯类（如阿奇霉素）（Ⅰ级证据）；②β-内酰胺类/β-内酰胺酶抑制剂（如阿莫西林/克拉维酸、氨苄西林/舒巴坦）单用或联合大环内酯类（如阿奇霉素）（Ⅰ级证据）；③呼吸喹诺酮类（如莫西沙星）（Ⅰ级证据）。

（三）需要住院但不必收住 ICU 患者

常见病原体：肺炎链球菌、流感嗜血杆菌、复合菌（包括厌氧菌）、需氧革兰氏阴性杆菌、金黄色葡萄球菌、肺炎衣原体、呼吸道病毒等。

药物选择如下：①静脉注射第二代头孢菌素（如头孢呋辛）单用或联合静脉注射大环内酯类（如阿奇霉素）（Ⅰ级证据）；②静脉注射呼吸喹诺酮类（如左氧氟沙星）（Ⅰ级证据）；③静脉注射β-内酰胺类/β-内酰胺酶抑制剂（如阿莫西林/克拉维酸、氨苄西林/舒巴坦）单用或联合静脉注射大环内酯类（如阿奇霉素）（Ⅰ级证据）；④头孢噻肟或头孢曲松单用，或联合静脉注射大环内酯类（阿奇霉素）（Ⅰ级证据）。

（四）重症需入住 ICU 的患者

1. 无铜绿假单胞菌感染危险因素

常见病原体：肺炎链球菌、需氧革兰氏阴性杆菌、嗜肺军团菌、肺炎支原体、流感嗜血杆菌、金黄色葡萄球菌等。

常选用药物包括：①头孢噻肟或头孢曲松联合静脉注射大环内酯类（如阿奇霉素）（Ⅱ级证据）或氟喹诺酮类（如左氧氟沙星）（Ⅰ级证据）；②静脉注射呼吸喹诺酮类（如莫西沙星）联合氨基糖苷类（依替米星）（Ⅰ级证据）；③静脉注射 β-内酰胺类/β-内酰胺酶抑制剂（如阿莫西林/克拉维酸、氨苄西林/舒巴坦）联合静脉注射大环内酯类（如阿奇霉素）（Ⅱ级证据）；④厄他培南联合静脉注射大环内酯类（如阿奇霉素）。

2. 有铜绿假单胞菌感染危险因素

常见病原体：A 组常见病原体＋铜绿假单胞菌。

常选用药物包括：①具有抗假单胞菌活性的 β-内酰胺类抗生素（如头孢他啶、头孢吡肟、哌拉西林/他唑巴坦、头孢哌酮/舒巴坦、亚胺培南、美罗培南等）联合静脉注射大环内酯类（如阿奇霉素），必要时还可同时联用氨基糖苷类（如硫酸依替米星）（三联合为Ⅲ级）；②具有抗假单胞菌活性的 β-内酰胺类抗生素联用静脉注射喹诺酮类（如环丙沙星、左氧氟沙星）（Ⅰ级）；③静脉注射环丙沙星或左旋氧氟沙星联合氨基糖苷类（如依替米星）。

3. 几点说明和注意事项

对于既往健康的轻症且胃肠道功能正常的患者，应尽量推荐用生物利用度良好的口服抗感染药物治疗。

我国成人 CAP 致病菌肺炎链球菌对青霉素的不敏感率（包括中介与耐药）在20％左右，青霉素中介水平（MIC 0.1～1.0 mg/L）耐药肺炎链球菌肺炎仍可选择青霉素，但需提高剂量，如青霉素 G 240 万单位静脉滴注，4～6 h/次。高水平耐药或存在耐药高危险因素时应选择头孢曲松、头孢噻肟、厄他培南、呼吸喹诺酮类或万古霉素。

我国肺炎链球菌对大环内酯类耐药率普遍在 60％以上，且多呈高水平耐药，因此，疑肺炎链球菌 CAP 时，不宜单用大环内酯类，但大环内酯类对非典型致病原仍有良好疗效。

支气管扩张症并发肺炎，铜绿假单胞菌是常见病原体，经验性治疗应兼顾及此。除上述推荐药物外，有人提倡联合喹诺酮类或大环内酯类，认为此类药物易穿透或破坏细菌的生物被膜。

疑有吸入因素时应优先选择氨苄西林/舒巴坦钠、阿莫西林/克拉维酸等有抗厌氧菌作用的药物，或联合应用甲硝唑、克林霉素等，也可选用莫昔沙星等对厌氧菌有效的呼吸喹诺酮类药物。

对疑感染流感病毒者一般并不推荐联合抗病毒治疗，只对有典型流感症状

（发热、肌痛、全身不适和呼吸道症状）、发病时间＜2 d 的高危患者及处于流感流行期时，才考虑联合抗病毒治疗。

对危及生命的重症肺炎，建议早期采用广谱强效抗菌药治疗，待病情稳定后根据病原学进行针对性治疗，或降阶梯治疗。抗生素治疗要尽早开始，首剂抗生素争取在诊断 CAP 后 4 h 内使用，以提高疗效，降低病死率，缩短住院时间。

抗感染治疗一般可于热退和主要呼吸道症状明显改善后 3～5 d 停药，但疗程视不同病原体、病情严重程度而异，不宜将肺部阴影完全吸收作为停用抗菌药的指征。对普通细菌性感染，如肺炎链球菌，用药至患者热退后 72 h 即可；对金黄色葡萄球菌、铜绿假单胞菌、克雷伯菌属或厌氧菌等容易导致肺组织坏死的致病菌，建议抗菌药疗程≥2 周。对于非典型病原体，疗程应略长，如肺炎支原体、肺炎衣原体，建议疗程 10～14 d，军团菌属抗感染疗程建议 10～21 d。

重症肺炎除有效抗感染治疗外，营养支持治疗和呼吸道分泌物引流亦十分重要。若患者气道内产生大量黏液分泌物，可促使继发性感染，影响气道通畅，应用祛痰药有利于改善通气，促进病情好转。常用药物及用法：盐酸氨溴索 30 mg，静脉滴注，2 次/d；厄多司坦 300 mg，口服，2 次/d。

三、社区获得性肺炎复发的预防与治疗

戒烟、避免酗酒有助于预防肺炎的发生，预防接种肺炎链球菌疫苗和（或）流感疫苗可减少某些特定人群罹患肺炎的机会。目前应用的多价肺炎链球菌疫苗是从多种血清型中提取的多糖荚膜抗原。就免疫功能正常的成人肺炎患者而言，一篇系统综述显示，肺炎疫苗的应用与否对不同病原肺炎的发生率及死亡率并无显著差异，但根据有限的证据，其应用确可降低疫苗相关性肺炎球菌肺炎的发生。建议接种肺炎链球菌疫苗的人员：体弱的儿童和成年人；60 岁以上的老年人；反复发生上呼吸道感染（包括鼻窦炎、中耳炎）的儿童和成年人；具有肺、心脏、肝脏或肾脏慢性基础疾病者；糖尿病患者；癌症患者；镰状细胞贫血患者；霍奇金病患者；免疫系统功能失调者；脾切除者；需要接受免疫抑制治疗者；长期居住在养老院或其他护理机构者。

灭活流感疫苗的接种范围较肺炎链球菌疫苗广泛一些，我们尚未发现随机对照试验评价流感疫苗在预防肺炎中的作用，但一些临床观察研究结果提示流感疫苗可降低肺炎的发生率和老龄患者的死亡率。建议接种的人员包括：60 岁以上老年人；慢性病患者及体弱多病者；医疗卫生机构工作人员，特别是临床一线工作人员；小学生和幼儿园儿童；养老院、老年人护理中心、托幼机构的工作人员；服务行业从业人员，特别是出租汽车司机，民航、铁路、公路交通的司乘人员，

商业及旅游服务的从业人员等；经常出差或到国内外旅行的人员。

四、社区获得性肺炎并发症治疗

（一）感染性休克

严重肺炎并发毒血症或败血症者，可引起感染性休克，表现为血压下降，四肢厥冷，出冷汗，口唇、指端发绀，高热，也有体温不升、呼吸急促和少尿者。更严重者可出现精神、神志改变。其治疗如下：

1. 补充血容量

举例：①低分子右旋糖酐 500 ml，静脉滴注，1 次/d。胶体液首选低分子右旋糖酐，可提高血浆胶体渗透压，拮抗血浆外渗，扩充血容量，同时降低血液黏滞度，疏通微循环，防止 DIC。有肾功能不全者或出血倾向者慎用。②0.9%氯化钠注射液500 ml，静脉滴注，1 次/d。补液原则是先快后慢、先盐后糖、先晶体后胶体、见尿补钾。

2. 血管活性物质的应用

举例：①0.9%氯化钠注射液 50 ml＋多巴胺150 mg，泵注，5 ml/h，以 5 ml/h递增，直至收缩压达 90 mmHg 以上。首先应用多巴胺升压，升压平缓，对肾灌注影响较小。1～5 μg/（kg·min）为小剂量——肾反应性剂量，5～10 μg/（kg·min）为中剂量——心脏反应性剂量，10～20 μg/（kg·min）为大剂量——血管加压剂量。②0.9%氯化钠注射液 100 ml＋多巴胺 20 mg＋间羟胺20 mg，静脉滴注，15～20 滴/min。

评价：升压作用强，速度快，但对肾血流量有影响。

3. 控制感染

举例：①0.9%氯化钠注射液 250 ml＋哌拉西林钠/他唑巴坦钠 3.375 g，静滴，4～6h/次，联用 0.9%氯化钠注射液 100 ml＋依替米星 0.1 g，静滴，2 次/d。适合青霉素不过敏、革兰染色阳性菌感染者。②0.9%氯化钠注射液 100 ml＋舒普深（头孢哌酮/舒巴坦）2 g，静脉滴注，2 次/d，联用莫西沙星 0.4 g，静脉滴注，1 次/d。适合革兰染色阴性菌感染的重症患者。

4. 糖皮质激素的应用

举例：①0.9%氯化钠注射液 100 ml＋氢化可的松200 mg，静脉滴注，1 次/d。作用快，维持时间相对较短，全身不良反应较少。②0.9%氯化钠注射液100 ml＋地塞米松 10 mg，静脉滴注，1 次/d。作用时间长，对全身影响大。

5. 纠正水电解质和酸碱紊乱

举例：代谢性酸中毒时，可用5%碳酸氢钠200 ml，静脉滴注，据血气分析结果酌情用药。低血钾时，可用 0.9％氯化钠注射液 20ml＋10％氯化钾注射液 30 ml，泵注，10 ml/h。

（二）脓胸

肺炎可伴有少量纤维素性渗出，随着肺炎的吸收而吸收。但如经抗菌治疗后仍持续发热，或一度好转后又发热及出现其他症状加重，则应考虑并发化脓性胸膜炎的可能，此时应结合胸部 X 线检查和 B 超检查，行胸腔穿刺等诊治措施。发现后应积极排脓并局部加用青霉素，必要时需行胸腔闭式引流术。

抗生素用药举例：①0.9％氯化钠注射液 100 ml＋青霉素 G 240 万～480 万 U，静脉滴注，4 次/d。适合较轻的患者。②0.9％氯化钠注射液 100 ml＋头孢噻肟 2 g，静脉滴注，4 次/d 或 0.9％氯化钠注射液 100 ml＋头孢曲松 1～2 g，静脉滴注，2 次/d。适合轻中症的患者。③0.9％氯化钠注射液 250 ml＋去甲万古霉素 0.5 g，静脉滴注，3 次/d。适合对其他抗生素耐药者。④0.9％氯化钠注射液 100 ml＋亚胺培南/西司他丁 0.5 g，静脉滴注，3 次/d。适合重症患者。

五、社区获得性肺炎及其并发症治疗处方举例

下述治疗建议根据我国社区获得性肺炎诊治指南提出，仅是原则性的，须结合具体情况进行选择。

（一）青壮年、无基础疾病的门诊患者

方案 1：注射用青霉素钠粉针 80 万 U，肌内注射，3 次/d 或 4 次/d。

适应范围：青壮年、无基础疾病的门诊患者。

注意事项：应用本品前需详细询问药物过敏史并进行青霉素皮肤试验，呈阳性反应者禁用。

疗程：除军团菌疗程至少需 2 周外，其他 CAP 治疗至少 5 d，热退后 2～3 d 停药。

评价：经济、安全、方便。

方案 2：注射用青霉素钠粉针 240 万 U，加入 0.9％氯化钠注射液 100 ml，静脉滴注，2 次/d 或 3 次/d。

适应范围：青壮年、无基础疾病的门诊患者。相对较重者。

注意事项：应用本品前需详细询问药物过敏史并进行青霉素皮肤试验，呈阳性反应者禁用。青霉素水溶液在室温不稳定，20 U/ml 30 ℃放置 24 h 效价下降 56％，青霉烯酸含量增加 200 倍，因此本品须新鲜配制；大剂量使用时应定期检测电解质，排除其对诊断的干扰。

疗程：除军团菌疗程至少需 2 周外，其他 CAP 治疗至少 5 d，热退后 2～3 d

停药。

评价：经济、高效。我国成人 CAP 致病肺炎链球菌对青霉素的不敏感率（包括中介与耐药）在 20％左右，青霉素中介水平（MIC 0.1～1.0 mg/L）耐药肺炎链球菌肺炎仍可选择青霉素，但需提高剂量，如青霉素 G 240 万 U 静脉滴注，4～6h/次。

方案 3：左氧氟沙星片 0.3～0.5 g，口服，1 次/d。

适应范围：青壮年、无基础疾病的门诊患者。

注意事项：肝功能减退时，可减少药物清除；有中枢神经系统疾患者，如癫痫及癫痫病史者应避免应用；偶有发生跟腱炎或跟腱断裂的报告，如有发生，须立即停药。

疗程：除军团菌疗程至少需 2 周外，其他 CAP 治疗至少 5 d，热退后 2～3 d 停药。

评价：应用简单方便，疗效较好。

方案 4：阿奇霉素片 0.5 g，口服，1 次/d。

适应范围：青壮年、无基础疾病的门诊患者。

注意事项：进食可影响阿奇霉素的吸收，故需在饭前 1 h 或饭后 2 h 口服；轻度肾功能不全（肌酐清除率＞40 ml/min）不需作剂量调整，严重肾功不全者应慎重；肝功能不全者慎用，严重肝病者不用。用药期间定期随访肝功能；用药期间如果发生过敏反应，应立即停药；若出现腹泻症状，应考虑假膜性肠炎。我国肺炎链球菌对大环内酯类耐药率在 60％以上，且多呈高水平耐药，因此，在疑为肺炎链球菌所致 CAP 时不宜单独应用大环内酯类。

疗程：服用 3 d。

评价：经济、方便。

（二）老年人或有基础疾病的门诊患者

方案 1：阿莫西林克拉维酸钾片 1.2 g，口服，3 次/d＋阿奇霉素片 0.5 g，口服，1 次/d。

适应范围：老年人或有基础疾病的门诊患者。

注意事项：对头孢菌素类药物过敏者慎用；本品与其他青霉素类和头孢菌素类药物之间有交叉过敏性，进食可影响阿奇霉素的吸收，故阿奇霉素需在饭前 1 h 或饭后 2 h 口服；严重肾功能不全患者应慎重；肝功能不全者慎用，严重肝病患者不应使用。用药期间定期随访肝功能；用药期间如果发生过敏反应，应立即停药。

疗程：除军团菌疗程至少需 2 周外，其他 CAP 治疗至少 5 d，热退后 2～3 d

停药。阿奇霉素只用 3 d。

方案 2：头孢氨苄胶囊 0.5 g，口服，3 次/d＋阿奇霉素片 0.5 g，口服，1 次/d。

适应范围：老年人或有基础疾病的门诊患者。

注意事项：头孢氨苄胶囊与青霉素类或头霉素有交叉过敏反应；肾功能减退及肝功能损害者慎用。

疗程：除军团菌疗程至少需 2 周外，其他 CAP 治疗至少 5 d，热退后 2～3 d 停药。阿奇霉素只用 3 d。

方案 3：莫西沙星片 0.4 g，口服，1 次/d。

适应范围：老年人或有基础疾病的门诊患者。

注意事项：禁用儿童、少年、怀孕和哺乳期妇女。喹诺酮类过敏者禁用。可诱发癫痫发作，已知或怀疑有癫痫发作的患者，使用中要注意。

疗程：除军团菌疗程至少需 2 周外，其他 CAP 治疗至少 5 d，热退后 2～3 d 停药。

评价：高效、简单、方便。

(三) 需要住院但不必收住 ICU 的患者

方案 1：注射用头孢呋辛钠粉针 0.75 g，加入 0.9％氯化钠注射液 100 ml，静脉滴注，3 次/d；或：注射用头孢呋辛钠粉针 0.75 g，加入 0.9％氯化钠注射液 100 ml，静脉滴注，3 次/d＋注射用阿奇霉素粉针 0.5 g，加入 5％葡萄糖注射液 500 ml，静脉滴注，1 次/d，阿奇霉素只用 5 d。

适应范围：需要住院但不必收住 ICU 患者。

注意事项：与其他青霉素类和头孢菌素类药物有交叉过敏性。

疗程：除军团菌疗程至少需 2 周外，其他 CAP 治疗至少 5 日，热退后 2～3 日停药。阿奇霉素只用 5 d。

方案 2：注射用头孢曲松钠粉针 2 g，加入 0.9％氯化钠注射液 100 ml，静脉滴注，1 次/d；或：注射用头孢曲松钠粉针 2 g 加入 0.9％氯化钠注射液 100 ml，静脉滴注，1 次/d＋注射用阿奇霉素粉针 0.5 g，加入 5％葡萄糖注射液 500 ml，静脉滴注，1 次/d。

适应范围：需要住院但不必收住 ICU 的患者。

注意事项：对 1 种头孢菌素过敏者对其他头孢菌素也可能过敏。有青霉素过敏性休克或即刻反应者，不宜再选用头孢菌素类。有胃肠道疾病史者应慎用。头孢菌素类毒性低，慢性肝病患者不需调整剂量。严重肝、肾损害或肝硬化者应调整剂量。

疗程：除军团菌疗程至少需 2 周外，其他 CAP 治疗至少 5 d，热退后 2～3 d 停药。阿奇霉素只用 5 d。

方案 3：盐酸左氧氟沙星氯化钠注射液 200 ml（0.2 g），静脉滴注，2 次/d。

适应范围：需要住院但不必收住 ICU 的患者。

注意事项：本品静滴时间为每 100 ml 不得少于 60min。肾功能减退者，需根据肾功调整给药剂量；避免过度暴露于阳光，如发生光敏反应或其他过敏症状需停药；肝功能减退时，可减少药物清除；原有中枢神经系统疾患者，如癫痫及癫痫病史者应避免应用。

疗程：除军团菌疗程至少需 2 周外，其他 CAP 治疗至少 5 d，热退后 2～3 d 停药。

评价：强效、方便。

（四）重症需入住 ICU 的患者

1. A 组

无铜绿假单胞菌感染危险因素。

方案 1：注射用头孢曲松钠粉针 2 g，加入 0.9％氯化钠注射液 100 ml，静脉滴注，1 次/d＋注射用阿奇霉素粉针 0.5 g，加入 5％葡萄糖注射液 500 ml，静脉滴注，1 次/d。

适应范围：重症需入住 ICU 的患者，无铜绿假单胞菌感染危险因素。

注意事项：头孢曲松钠有交叉过敏反应：对 1 种头孢菌素过敏者对其他头孢菌素也可能过敏。对青霉素类、青霉素衍生物或青霉胺过敏者也可能对头孢菌素或头霉素过敏。严重肝肾损害或肝硬化者应调整剂量。血液透析清除本品的量不多，透析后无须增补剂量。

疗程：除军团菌疗程至少需 2 周外，其他 CAP 治疗至少 5 d，热退后 2～3 d 停药。

评价：强力、高效。

方案 2：注射用阿莫西林克拉维酸钾粉针 1.2 g，加入 0.9％氯化钠注射液 100 ml，静脉滴注，4 次/d＋注射用阿奇霉素粉针 0.5 g，加入 5％葡萄糖注射液 500 ml，静脉滴注，1 次/d。

适应范围：重症需入住 ICU 的患者，无铜绿假单胞菌感染危险因素。

阿莫西林克拉维酸钾应用注意事项：须先进行青霉素皮试；对头孢菌素类药物过敏者、严重肝功障碍者、中度或严重肾功能障碍者及有哮喘、湿疹、花粉症等过敏性疾病史者慎用；与其他青霉素类和头孢菌素类药物有交叉过敏性。

疗程：除军团菌疗程至少需 2 周外，其他 CAP 治疗至少 5 d，热退后 2～3 d

停药。阿奇霉素只用 5 d。

评价：高效。

方案 3：注射用亚胺培南/西司他丁钠粉针 1 g，加入 0.9％氯化钠注射液 100 ml，静脉滴注，4 次/d＋注射用阿奇霉素粉针 0.5 g，加入 5％葡萄糖注射液 500 ml，静脉滴注，1 次/d。

适应范围：重症需入住 ICU 的患者，无铜绿假单胞菌感染危险因素。

亚胺培南/西司他丁钠应用注意事项：过敏体质者慎用；本品不可与含乳酸钠的输液或其他碱性药液相配伍；本品应在使用前溶解，用盐水溶解的药液只能在室温存放 10 h，含葡萄糖的药液只能存放 4 h。

疗程：除军团菌疗程至少需 2 周外，其他 CAP 治疗至少 5 d，热退后 2～3 d 停药。阿奇霉素只用 5 d。

评价：强力、高效。

2. B 组

有铜绿假单胞菌感染危险因素。

方案 1：注射用头孢哌酮/舒巴坦钠粉针 2 g，加入 0.9％氯化钠注射液 100 ml，静脉滴注，2 次/d＋注射用阿奇霉素粉针 0.5 g，加入 5％葡萄糖注射液 500 ml，静脉滴注，1 次/d。

适应范围：重症需入住 ICU 的患者，有铜绿假单胞菌感染危险因素。

头孢哌酮/舒巴坦应用注意事项：对青霉素类抗生素过敏患者慎用；一旦发生过敏反应，需立即停药。肝、肾功能减退，需调整用药剂量，并应监测血药浓度；部分患者可引起维生素 K 缺乏和低凝血酶原血症，用药期间应进行出血时间、凝血酶原时间监测。应防止引起二重感染。

疗程：除军团菌疗程至少需 2 周外，其他 CAP 治疗至少 5 d，热退后 2～3 d 停药。阿奇霉素只用 5 d。

评价：高效。

方案 2：注射用亚胺培南/西司他丁钠粉针 1 g，加入 0.9％氯化钠注射液 100 ml，静脉滴注，2 次/d＋注射用阿奇霉素粉针 0.5 g，加入 5％葡萄糖注射液 500 ml，静脉滴注，1 次/d。

适应范围：重症需入住 ICU 的患者，有铜绿假单胞菌感染危险因素。

亚胺培南/西司他丁钠应用注意事项：过敏体质者慎用；不可与含乳酸钠的液体或其他碱性药液相配伍；本品应在使用前溶解，用盐水溶解的药液只能在室温存放10 h，含葡萄糖的药液只能存放 4 h。

疗程：除军团菌疗程至少需 2 周外，其他 CAP 治疗至少 5 d，热退后 2～3 d

停药。阿奇霉素只用 5 d。

评价：高效。

方案 3：莫西沙星注射液 0.4 g，静脉滴注，1 次/d＋注射用头孢哌酮/舒巴坦钠2 g，加入0.9％氯化钠注射液 100 ml，静脉滴注，2 次/d。

适应范围：重症需入住 ICU 的患者，有铜绿假单胞菌感染危险因素。

头孢哌酮/舒巴坦应用注意事项：对青霉素类抗生素过敏患者慎用；一旦发生过敏反应，需立即停药。肝、肾功能减退，需调整用药剂量，并应监测血药浓度；部分患者可引起维生素 K 缺乏和低凝血酶原血症，用药期间应进行出血时间、凝血酶原时间监测。

疗程：除军团菌疗程至少需 2 周外，其他 CAP 治疗至少 5 d，热退后 2～3 d停药。

评价：强力、高效。

第四章

医院获得性肺炎

第一节　医院获得性肺炎概述

医院获得性肺炎（Hospital Acquired Pneumonia，HAP），简称医院内肺炎（Nosocomical Pneumonia，NP），是指患者入院时不存在、也不处于感染潜伏期，而于入院 48 h 后在医院内发生的肺炎，包括在医院内获得感染而于出院后 48 h 内发病的肺炎。呼吸机相关肺炎（Ventilator-Associated Pneumonia，VAP）是 NP 的一种最常见而严重的类型。VAP 的定义是指建立人工气道（气管插管/切开）和接受机械通气 48 h 后发生的肺炎。近年来，随着社会人口结构变化（如老年人、慢性非传染性疾病增加），医疗服务模式转变，老年护理院和慢性病护理院等的增多，HAP 有逐渐涵盖健康护理相关肺炎的趋势。据美国疾病控制中心（Centers for Disease Control and prevention，CDC）的调查研究结果表明，院内感染性疾病的死亡原因中 HAP 居首位。

第二节　医院获得性肺炎的诊断

一、诊断依据

新指南认为：HAP 的临床诊断应包括 2 层含义：一方面确定是否患有肺炎，另一方面确定肺炎的病原学。

（一）临床表现

HAP 多为急性起病，但不少可被基础疾病掩盖，或因患者免疫功能差、机体反应削弱致使起病隐匿。咳嗽、脓痰常见，部分患者因咳嗽反射抑制致咳嗽轻微甚至无咳嗽；有的仅表现为精神萎靡或呼吸频率增加。机械通气的患者常表现为需要加大吸氧浓度或出现气道阻力上升。发热最常见，有时同样会被基础疾病掩盖，少数患者体温正常，应注意鉴别。尤其应注意排除肺不张、心力衰竭和肺水肿、基础疾病肺侵犯、药物性肺损伤、肺栓塞和急性呼吸窘迫综合征（Acute Respiratory Distress Syndrome，ARDS）等。查体可有肺部湿性啰音，甚至实变体征，视病变范围和类型而定。

（二）实验室检查

实验室检查及辅助检查：胸部 X 线可呈现新的或进展性肺泡浸润甚至实变，范围大小不等，严重者可出现组织坏死和多个小脓腔形成。VAP 可因机械通气导致肺泡过度充气使浸润和实变阴影变得不清，也可因合并肺损伤、肺水肿或肺不张等发生鉴别困难。粒细胞缺乏、严重脱水患者并发 HAP 时 X 线检查可以阴性，卡氏肺孢子虫肺炎（Pneu-mocystis Carinii Pneumonia，PCP）中有 10%～20%患者 X 线检查完全正常。

（三）病理

依感染病原体不同而不同。经呼吸道吸入的肺炎常呈大叶性分布，呈广泛的、融合的支气管肺炎。经早期应用抗菌药物治疗，典型的大叶性肺炎病理分期已很少见。若未及时使用抗菌药，部分患者可并发脓胸，细菌也可经淋巴管、胸导管进入血液循环。

（四）功能诊断

诊断标准：①发热>38 ℃；②新近出现的咳嗽、咳痰，或原有呼吸道症状加重，并出现脓性痰，伴或不伴有胸痛；③肺实变体征和（或）湿啰音；④白细胞（White Blood Cell，WBC）>10×10^9/L，伴或不伴核左移；⑤胸片 X 线检查显示片状、斑片状浸润影或间质性改变，伴或不伴有胸腔积液。

诊断条件为①～④中的任何 1 项加第 5 项。

但临床表现、实验室和影像学所见对 HAP 的诊断特异性甚低，尤其应排除肺不张、心力衰竭、肺水肿、基础疾病肺侵犯、药物性肺损伤、肺栓塞和 ARDS 等。粒细胞缺乏、严重脱水患者并发 HAP 时 X 线检查可以阴性。这一标准同国际上的通用标准是相同的。以入院后 48 h 将肺炎分为医院获得性肺炎及社区获得性肺炎，但不应机械地以 48 h 为分界点。部分因紧急气管插管行心肺复苏入院的患者，常常在入院后 48 h 内即发生肺炎，其所发生的肺炎也应属 HAP。临床一旦疑诊 HAP，应及时进行初始的经验性治疗。

（五）病因诊断

即病原学诊断依据。HAP 的病原学依据必须特别强调：准确的病原学诊断对 HAP 的重要性高于 CAP；HAP 患者除呼吸道标本外常规做血培养 2 次；呼吸道分泌物细菌培养尤需重视半定量培养。培养结果意义的判断需参考细菌浓度：经纤支镜或人工气道吸引的标本培养为 10^6 cfu/ml（＋＋），支气管肺泡灌洗液为 10^4 cfu/ml 或 10^5 cfu/ml（＋～＋＋），防污染毛刷标本（PSB）或防污染 BAL 标本为 10^3 cfu/ml（＋）。HAP 特别是机械通气患者的痰标本（包括下呼吸道标本）病原学检查存在的问题不是假阴性，而是假阳性。此外，呼吸道分泌物分离到的表皮葡萄球菌、除奴卡菌外的其他革兰氏阳性细菌、除流感嗜血杆菌外的嗜血杆菌属细菌、微球菌、肠球菌、念珠菌属和厌氧菌临床意义不明确；免疫损害宿主应重视特殊病原体（真菌、卡氏肺孢子虫、分枝杆菌、病毒）的检查；为减少上呼吸道菌群的污染，在选择性病例应采用侵袭性下呼吸道防污染采样技术；在重症监护室（Intensive Care Unit，ICU）内 HAP 患者应进行连续性病原学和耐药性监测，指导临床治疗；不动杆菌、金黄色葡萄球菌、铜绿假单胞菌、沙雷菌、肠杆菌属细菌、军团杆菌、真菌、流感病毒、呼吸道合胞病毒和结核菌可以引起 HAP 的暴发，尤应注意监测、追溯感染源、制定有效控制措施。

病原学检查包括普通痰培养、气道抽吸物、支气管肺泡灌洗液（Broncho Alveolar Lavage Fluid BALF）及双套管保护性毛刷检查术（Protected Specimen Brush，PSB）检查。这些方法的比较研究很多，但多中心研究和单中心病例对照研究的结论均不令人鼓舞。有学者对此进行了总结，得出 3 个结论：单凭细菌培养的定量研究结论无法证实患者为 VAP；非侵入性病原学检查方法和侵入性病原学检查方法得出的结论相似，同样有方法学的局限性；目前为降低假阳性而采取的检查标准，仍无法得到令人信服的 VAP 诊断。现在有部分学者以肺组织培养来进行病原学诊断并作为金指标，但该方法技术要求高，循证医学依据也不充分，还无法推广。目前 PSB 半定量培养标准是 10^3 cfu/ml，研究发现部分 VAP 可疑患者虽然 PSB 菌落数仅为临界值（10^2～10^3 cfu/ml），但 72 h 内 PSB 菌落数会显著升高，这部分患者如不立即治疗，则会显著增加病死率。因此，有学者建议对于临床上有明确 VAP 可疑的证据，病原学诊断未达到标准时，也应给予抗生素治疗。

综上所述，目前所采用的病原学诊断标准，其灵敏度及特异度仍不令人满意。临床上不能机械地照搬这些标准，而应从临床实际出发，综合判断患者是否有 HAP，是否需要给予抗生素治疗。

（六）诊断注意事项

（1）诊断时以入院后 48 h 将肺炎分为医院获得性肺炎及社区获得性肺炎，但不应机械地以 48 h 为分界点。部分因紧急气管插管行心肺复苏入院的患者，常常在入院后 48 h 内即发生肺炎，其所发生的肺炎也应属 HAP。

（2）凡是在医院内工作的人员，尤其是在呼吸科病房、感染或传染科病房、重症监护病房、急诊留观室内工作的医护人员，如果在工作期间感染了肺炎，也应视为 HAP，而不应一律作为社区获得性肺炎处理。这样不仅可以更全面准确地分析其致病病原体，同时也可提醒我们注意医护人员在感染性疾病，特别是传染性疾病传播中的重要作用。

（3）病情严重程度的评价。

HAP 多重耐药的危险因素：先前 90 d 内接受过抗菌药物；住院≥5 d；在社区或医院病房中存在高频率耐药菌。

存在 HCAP 的危险因素：最近 90 d 内住院≥2 次；居住在护理之家或扩大护理机构；家庭静脉治疗（包括抗生素药物）；30 d 内慢性透析治疗；家庭伤口护理；家庭成员携带多重耐药病原体；免疫抑制性疾病和（或）治疗。

病情严重性评价：出现以下任何 1 项者，应认为是重症 HAP。①需入住 ICU；②呼吸衰竭需要机械通气或 $FiO_2>35\%$ 才能维持 $SaO_2>90\%$；③X 线上病变迅速进展，累及多肺叶或空洞形成；④严重脓毒血症伴低血压和（或）器官功能紊乱的证据（休克：收缩压<90 mmHg 或舒张压<60 mmHg，需要血管加压药>4 h；肾功能损害：尿量<20 ml/h 或<80 ml/4 h 而无其他可解释原因，急性肾衰竭需要透析）。在机械通气并发 VAP 的患者，单次氧合指数（PaO_2/FiO_2）绝对值意义不大，应动态观察。凡 PaO_2/FiO_2 或肺顺应性进行下降，或气道阻力进行性升高，而无其他原因可以解释是肺炎加重的重要参考指标，除重症外均归入中轻症。晚发性 HAP 和 VAP（入院或机械通气>5 d）大多为多重耐药菌感染，不论其是否达到重症诊断标准，抗感染治疗按重症处理。

二、临床分型

轻中度和早发性（入院后或机械通气≤5 d 发生）HAP，以肺炎链球菌、肠杆菌科细菌、流感嗜血杆菌等常见。

晚发、重症 HAP（入院后或机械通气>5 d 发生），以铜绿假单胞菌、不动杆菌及耐甲氧西林金黄色葡萄球菌（Methicillin-Resistant Staphylococcus Aureus，MRSA）等多见。

第三节　医院获得性肺炎的临床用药

一、药物治疗原则

包括抗感染治疗、呼吸治疗如吸氧和机械通气、免疫治疗、支持治疗及痰液引流等，尤其以抗感染治疗最为重要。在此详细讲述抗感染治疗。

（一）经验性治疗

HAP 经验性抗生素选择及使用时机非常重要，早期重拳出击是降低 HAP 病死率的重要措施。如经验性抗生素选择不当，即使事后选择敏感抗生素也不能改变 HAP 预后。经验性抗生素的选择应遵循以下原则：应根据肺炎的严重程度、发病时机及危险因素选择适当抗生素以覆盖致病菌；经验抗生素的选择应以本地致病菌的耐药性情况为依据。

（二）抗病原微生物治疗

病原学诊断的重要价值在于证实诊断和为其后更改治疗特别是改用窄谱抗感染治疗提供可靠依据。一旦取得细菌学资料（血、痰培养），就要对初始使用的抗生素进行调整。这既包括初始治疗未覆盖的致病菌（主要是耐药菌），也包括初始治疗有效，需要降阶梯换用窄谱抗生素。

二、药物选择

早发、轻中症 HAP：病原体以肺炎链球菌、肠杆菌科细菌、流感嗜血杆菌、甲氧西林敏感金黄色葡萄球菌（Methicillin Sensitive Staphylococcus Aureus，MSSA）等常见。常选用药物包括第 2、第 3 代头孢菌素（不必包括具有抗假单胞菌活性者）（如头孢曲松）、β-内酰胺类/β-内酰胺酶抑制剂（如阿莫西林/克拉维酸钾）、青霉素过敏者选用氟喹诺酮类或克林霉素联合大环内酯类（如莫西沙星＋阿奇霉素）。国外指南推荐使用下列药物治疗：头孢曲松；或左氧氟沙星、莫西沙星、环丙沙星；或氨苄西林/舒巴坦；或厄他培南。

晚发、重症 HAP：病原体以铜绿假单胞菌、不动杆菌、肠杆菌属细菌、厌氧菌、MRSA 常见。常选用以下药物：① 重症或多药耐药（Multiple Drug Resistance，MDR）应当联合。喹诺酮类或氨基糖苷类联合下列药物之一：抗假单胞菌 β-内酰胺类（如头孢他啶、哌拉西林、替卡西林、美罗西林及比阿培南等）；广谱 β-内酰胺类/β-内酰胺酶抑制剂（如替卡西林/克拉维酸、头孢哌酮/舒巴坦钠、哌拉西林/他佐巴坦）。②碳青霉烯类（如亚胺培南/西司他丁或美罗培南或比阿培南）。③MRSA所致重症肺炎采用利奈唑胺或（去甲）万古霉素或替考拉宁。④军团菌重症肺炎采用氟喹诺酮类或大环内酯类（如莫西沙星）。⑤预计真菌感染可能性大时应选用有效抗真菌药物（如氟康唑、伏立康唑、伊曲康唑等）。

抗病原微生物治疗药物选用原则：

（一）金黄色葡萄球菌

1. MSSA

首选苯唑西林或氯唑西林，次选头孢唑啉或头孢呋辛、克林霉素。

2. MRSA

首选（去甲）万古霉素或利奈唑胺或替考拉宁。

（二）肠杆菌科（大肠杆菌、克雷伯杆菌、变形杆菌、肠杆菌属等）

首选：第2、第3代头孢菌素联合氨基糖苷类（参考药敏试验可以单用）。

次选：氟喹诺酮类、氨曲南、亚胺培南、β-内酰胺类/β-内酰胺酶抑制剂。

如果是超广谱β-内酰胺酶（Extended-Spectrum Beta-Lactamase，ESBL）阳性的重症患者，最有效药为碳青霉烯。

（三）铜绿假单胞菌

据药敏用药，建议联合用药。

首选：①抗假单胞菌β-内酰胺类/β-内酰胺酶抑制剂（如哌拉西林/他佐巴坦、替卡西林/克拉维酸、头孢他啶、头孢哌酮/舒巴坦钠、头孢吡肟等）联合；②抗假单胞菌氟喹诺酮类（左氧氟及环丙沙星）；③抗假单胞菌氨基糖苷类。

次选：氨基糖苷类联合氨曲南、亚胺培南、美罗培南、比阿培南。

（四）鲍曼不动杆菌

亚胺培南或氟喹诺酮类联合阿米卡星或头孢他啶、头孢哌酮/舒巴坦钠、头孢吡肟。

（五）真菌感染

首选：氟康唑、两性霉素B。

次选：伊曲康唑、伏立康唑。

三、医院获得性肺炎复发的预防与治疗

抗感染疗程应个体化，其长短取决于感染的病原体、严重程度、基础疾病及临床治疗反应等。以下是一般的建议疗程：流感嗜血杆菌10～14 d，肠杆菌科细菌、不动杆菌14～21 d，铜绿假单胞菌21～28 d，金黄色葡萄球菌21～28 d，其中MRSA可适当延长疗程。卡氏肺孢子虫14～21 d，军团菌、支原体及衣原体

14～21 d。根据近年临床研究结果，除非铜绿假单胞菌等多耐药菌存在，多数情况下有效的抗感染治疗疗程可从传统的14～21 d缩短至7～8 d，部分患者可用至14 d。出现脓肿、伴有免疫功能损害者应适当延长疗程。

有关初始治疗、优化治疗和多重耐药病原菌的抗生素应用要点与建议：①特殊抗生素选择应根据当地微生物学资料、费用、有效性和处方限制等因素考虑（Ⅱ）。②HCAP治疗应考虑耐药病原菌的可能性，而不必考虑住院发生肺炎的时间（Ⅱ）。③不恰当治疗（病原菌对所用药物不敏感）是增加病死率和延长住院时间的主要危险因素，也是造成耐药的最常见相关因素（Ⅱ）。④对于最近接受过抗生素治疗的患者，应选择不同类的药物进行经验性治疗。⑤初始经验性治疗不能延误。参考指南选择治疗可以使抗生素治疗更恰当，但应结合本地情况（Ⅱ）。⑥经验性治疗需要使用合理剂量，以保证最大疗效（Ⅰ）。应该静脉给药，疗效良好和胃肠功能可耐受者可改为口服治疗（Ⅱ）。⑦可能为多重耐药菌感染者应采用联合治疗（Ⅱ）。⑧只要证实病原体不是铜绿假单胞菌，而且具有良好治疗反应，则恰当的初始经验性治疗应努力将疗程从传统的14～21 d缩短至7 d（Ⅰ）。⑨铜绿假单胞菌感染推荐联合用药，因为单药治疗易发生耐药。虽然联合用药不一定能防止耐药，但可以避免治疗不当和无效（Ⅱ）。⑩对不动杆菌最具抗菌活性的是碳青霉烯类、舒巴坦、黏菌素和多黏菌素。没有资料证实联合治疗能改善结果（Ⅱ）。⑪如果分离到产ESBL肠杆菌科细菌，则应避免使用第3代头孢菌素，最有效的药物是碳青霉烯类（Ⅱ）。⑫对于多重耐药革兰氏阴性杆菌肺炎，特别是全身用药无效者，应考虑采用吸入氨基糖苷类或多黏菌素作为辅助治疗。⑬根据2篇随机对照研究，利奈唑胺是除万古霉素外治疗MRSA-VAP的一种新选择（Ⅱ）。对于肾功能不全或正在接受其他肾毒性药物者，可以优先选择利奈唑胺，但需要更多的研究（Ⅲ）。⑭抗生素限制政策可以减少特殊耐药菌的流行。抗生素处方的多样化，包括循环用药，可以减少整体耐药率。但是远期效果尚不清楚（Ⅱ）。

抗生素应用举例：

（一）金黄色葡萄球菌治疗举例

1. MSSA患者

（1）苯唑西林2 g，静脉滴注，3次/d。

（2）头孢呋辛750 mg，静脉滴注，4次/d。

2. MRSA患者

（1）万古霉素1.0 g，静脉滴注，2次/d。

（2）替考拉宁0.4 g，静脉滴注。头3次静脉注射400 mg，12 h1次，然后400 mg每日1次维持。

（3）利奈唑胺注射液 600 mg，静脉滴注，2 次/d。

（二）肠杆菌科（大肠杆菌、克雷伯杆菌、变形杆菌、肠杆菌属等）

（1）头孢曲松钠 2 g，静脉滴注，1 次/d。

（2）头孢曲松钠 2 g，静脉滴注，1 次/d＋阿奇霉素 0.5 g，静脉滴注，1 次/d。

（3）哌拉西林钠/舒巴坦钠 2.5～5 g，静脉滴注，2 次/d。

（4）头孢曲松钠 2 g，静脉滴注，1 次/d，＋依替米星 0.1 g，静脉滴注，2 次/d。

（5）（ESBL 阳性且重症者）亚胺培南/西司他丁 1 g，静脉滴注，2 次/d。

（三）铜绿假单胞菌

据药敏用药，建议联合用药。

（1）哌拉西林钠/舒巴坦 5 g，静脉滴注，2 次/d。

（2）头孢他啶 2 g，静脉滴注 2 次/d。

（3）头孢他啶 2 g，静脉滴注，2 次/d＋依替米星 0.15 g，静脉滴注，2 次/d。

（4）环丙沙星注射液 0.4 g，静脉滴注，2 次/d。

（5）头孢哌酮/舒巴坦 2 g，静脉滴注，2 次/d。

（6）亚胺培南/西司他丁 1 g，静脉滴注，2 次/d。

（7）头孢哌酮/舒巴坦 2 g，静脉滴注，2 次/d＋环丙沙星注射液 0.4 g，静脉滴注，2 次/d。

（四）鲍曼不动杆菌

（1）亚胺培南/西司他丁 1 g，静脉滴注，2 次/d。

（2）头孢哌酮/舒巴坦 2 g，静脉滴注，2 次/d。

（3）莫西沙星 0.4 g，静脉滴注，1 次/d＋头孢哌酮/舒巴坦 2 g，静脉滴注，2 次/d。

（4）头孢吡肟 2 g，静脉滴注，2 次/d。

（五）真菌感染

首选：氟康唑、两性霉素 B。

次选：伊曲康唑、伏立康唑。

（1）氟康唑氯化钠注射液：首次剂量 0.4 g，以后 0.2 g，1 次/d，持续 4 周，症状缓解后至少持续 2 周。

（2）注射用两性霉素 B（以 5％葡萄糖溶液配）：开始 1～5 mg 或按体重 1 次 0.02～0.1 mg/kg 给药，以后据患者耐受情况每日或隔日增加 5 mg，当增至 1 次

0.6～0.7 mg/kg时即可暂停增加剂量，此为一般治疗量。成人最高 1 日剂量不超过 1 mg/kg，每日或隔 1～2 d 给药 1 次，累积总量1.5～3.0 g，疗程 1～3 个月。

（3）伊曲康唑：第 1、第 2 天：2 次/d，每次 1 个小时静滴 200 mg。从第 3 天起：1 次/d，每次 1 个小时静滴 200 mg。

（4）注射用伏立康唑：第 1 天 400 mg，2 次/d，以后 200 mg，2 次/d。

口服用法：患者体重≥40 kg：第 1 天 400 mg，2 次/d，以后 200 mg，2 次/d。患者体重<40 kg：第 1 天 200 mg，2 次/d，以后 100 mg，2 次/d。

四、医院获得性肺炎并发症治疗

目前，本病的严重并发症已较少见。相对多见的并发症有：

（一）感染性休克

严重肺炎并发毒血症或败血症者，可引起感染性休克，表现为血压下降，四肢厥冷，出冷汗，口唇、指端发绀，高热，也有体温不升、呼吸急促和少尿者。更严重者可出现精神、神志改变。其治疗如下：

（1）补充血容量：静脉滴注 0.9％氯化钠注射液和低分子右旋糖酐，维持收缩压在 90～100 mmHg，中心静脉压不超过 10 mmHg，尿量大于 30 ml/h。

（2）血管活性物质的应用：扩容的同时，应用血管活性药。输液中加入适量血管活性物质，如多巴胺、异丙肾上腺素、间羟胺，使收缩压维持在 90～100 mmHg。

（3）控制感染：应选择 2～3 种广谱抗生素联合使用。

（4）糖皮质激素的应用：经上述治疗仍不能控制时，可静脉滴注氢化可的松 100～200 mg 或地塞米松 5～10 mg/d。

（5）纠正水电解质和酸碱紊乱：纠正水电解质和酸碱紊乱，以及通过氧疗维持动脉血氧分压在 60 mmHg 以上。

（二）脓胸

肺炎可伴有少量纤维素性渗出，随着肺炎的吸收而吸收。但如经抗菌治疗后仍持续发热，或一度好转后又发热及出现其他症状加重，则应考虑并发化脓性胸膜炎的可能，此时应结合胸部 X 线检查和 B 超检查，行胸腔穿刺等诊治措施。发现后应积极排脓并局部加用青霉素，必要时需行胸腔闭式引流术。

肺脓肿患者发热、咳大量脓臭痰，医护人员要态度和蔼，关心患者，满足患者的要求。患者畏寒，需给予保暖，待发热出汗后，应及时更换污湿床单和衣服。护士应经常巡视患者，询问病情。

早期应用有效抗生素，疗程一般为 8～12 周，用药前向患者和家属解释使用抗生素治疗的目的，同时应讲清药物可能出现的不良反应，及过早停药、治疗不彻底易形成慢性肺脓肿而反复发作等注意事项。肺脓肿患者肺部脓性分泌物的引流是治疗中重要的措施之一，护士应积极指导、协助患者做好体位引流，拍击背部，促使痰液咳出。每天观察引流量和引流效果。保持病室空气新鲜，随时更换痰杯，减少室内异味。告知患者注意口腔卫生，起床、饭后、睡前用漱口液漱口，可消除口臭，防止细菌感染。

肺脓肿是消耗性疾病，患者抵抗力低、体质弱，指导其进食高蛋白、高维生素、高热量、易消化食物。经常与营养师联系，更换食谱，鼓励患者多进食，多饮水。

五、医院获得性肺炎及其并发症治疗处方举例

(一) 早发、轻中症 HAP 具体方案举例

方案 1：注射用头孢曲松钠粉针 2 g，加入 0.9%氯化钠注射液 100 ml，静脉滴注，1 次/d。

适用范围：用于敏感致病菌所致的下呼吸道感染、尿路、胆管感染，以及腹腔感染、盆腔感染、皮肤软组织感染、骨和关节感染、败血症、脑膜炎等及手术期感染预防。本品单剂可治疗单纯性淋病。在此用于早发、轻中症 HAP。

注意事项：对 1 种头孢菌素过敏者对其他头孢菌素也可能过敏。对青霉素类、青霉素衍生物或青霉胺过敏者也可能对头孢菌素或头霉素过敏。

疗程：应个体化。一般的建议疗程：流感嗜血杆菌 10～14 d，肠杆菌科细菌、不动杆菌 14～21 d，铜绿假单胞菌 21～28 d，金黄色葡萄球菌 21～28 d，其中 MRSA 可适当延长疗程。卡氏肺孢子虫 14～21 d，军团菌、支原体及衣原体 14～21 d。除非是铜绿假单胞菌等多耐药菌，多数情况下有效的抗感染治疗疗程可从传统的 14～21 d 缩短至 7～8 d，部分患者可用至 14 d。出现脓肿、伴有免疫功能损害者应适当延长疗程。

评价：可 24 h 用药一次，应用方便，疗效确切。

方案 2：注射用哌拉西林钠/舒巴坦钠粉针（4∶1）2.5～5 g，加入 0.9%氯化钠注射液 100ml，静脉滴注，2 次/d。

适用范围：适用于由对哌拉西林耐药而对本品敏感的产 β-内酰胺酶致病菌引起的中重度感染，在用于治疗由对哌拉西林单药敏感菌与对哌拉西林单药耐药，对本品敏感的产 β-内酰胺酶菌引起的混合感染时，不需要加其他抗生素。在此用于早发、轻中症 HAP。

注意事项：用药前需做青霉素皮肤试验。哌拉西林可能引起出血，有出血倾

向的患者应检查凝血时间、血小板聚集时间和凝血酶原时间。哌拉西林钠与肝素、香豆素、茚满二酮等抗凝血药合用时出血危险增加。

疗程：应个体化。

评价：为 1 种常用高效治疗方案，且经费较低。

方案 3：左氧氟沙星氯化钠注射液 500 mg，静脉滴注，1 次/d。

适用范围：在此用于早发、轻中症 HAP。

注意事项：本品静滴时间为每 100 ml 不得少于 60min。不宜与其他药物包括多价金属离子如镁、钙等溶液同瓶混合滴注；避免过度暴露于阳光，如发生光敏反应或其他过敏症状需停药；肝功能减退时，可减少药物清除；原有中枢神经系统疾患者，如癫痫及癫痫病史者应避免应用。

疗程：应个体化。

评价：可每日 1 次应用，使用方便，疗效较好。

（二）晚发、重症 HAP 具体方案举例

方案 1：盐酸莫西沙星氯化钠注射液 0.4 g，静脉滴注，1 次/d＋注射用头孢他啶粉针 2 g，加入 0.9％氯化钠注射液 100 ml，静脉滴注，2 次/d。

适用范围：晚发、重症 HAP。

注意事项：莫西沙星禁用于儿童、少年、怀孕和哺乳期的妇女。头孢他啶有交叉过敏反应。

疗程：应个体化。

评价：强力、高效。

方案 2：注射用头孢哌酮/舒巴坦粉针 2 g，加入 0.9％氯化钠注射液 100 ml，静脉滴注，2 次/d＋注射用硫酸依替米星粉针 0.1 g，加入 0.9％氯化钠注射液 100 ml，静脉滴注，2 次/d。

适用范围：晚发、重症 HAP。

注意事项：头孢哌酮/舒巴坦应用对青霉素类过敏者慎用，应注意监测肾功能变化。硫酸依替米星：肾功能受损的患者不宜使用，本品属氨基糖苷类抗生素，可能发生神经肌肉阻滞现象。

疗程：应个体化。

评价：强力、高效。

方案 3：注射用乳酸环丙沙星粉针 200 mg，加入 5％葡萄糖液 250 ml，静脉滴注，2 次/d＋注射用哌拉西林钠/舒巴坦钠粉针（4∶1）2.5～5 g，加入 0.9％氯化钠注射液 100ml，静脉滴注，2 次/d。

适用范围：晚发、重症 HAP。

注意事项：环丙沙星大量应用或尿 pH＞7 时可发生结晶尿；肾功能减退者，需调整给药剂量；可发生光敏反应；肝功减退时，药物清除减少，血药浓度增高，需调整剂量；中枢神经系统疾患者，如癫痫及癫痫病史者应避免应用。哌拉西林钠舒巴坦需做青霉素皮肤试验；肾功能不全者慎用；哌拉西林可能引起出血；与肝素、香豆素、茚满二酮等抗凝血药合用时出血危险增加；与溶栓剂合用时可发生严重出血，不宜同时使用。

疗程：应个体化。

评价：高效。

方案 4：注射用亚胺培南/西司他丁钠粉针 1 g，加入 0.9％氯化钠注射液 100 ml，静脉滴注，2 次/d＋注射用阿奇霉素粉针 0.5 g，加入 5％葡萄糖液 500 ml，静脉滴注，1/d。亚胺培南/西司他丁以亚胺培南计量。

适用范围：晚发、重症 HAP。

注意事项：亚胺培南/西司他丁对过敏体质者慎用；不可与含乳酸钠的输液或其他碱性药液相配伍；用前溶解。阿奇霉素应用不超过 5 d。

疗程：应个体化。

评价：强力、高效。

方案 5：盐酸莫西沙星氯化钠注射液 0.4 g，静脉滴注，1 次/d＋注射用盐酸万古霉素粉针0.5 g（有 MRSA 可能者），加入 0.9％氯化钠注射液 250 ml，静脉滴注，3 次/d。

适用范围：晚发、重症 HAP。

注意事项：万古霉素不可肌内注射，也不宜静脉推注；静脉滴注速度不宜过快，每次剂量（0.4～0.8 g）应至少用 200 ml 5％葡萄糖注射液或氯化钠注射液溶解后缓慢滴注，滴注时间宜在 1 h 以上；肾功能不全患者慎用。莫西沙星禁用儿童、少年、怀孕和哺乳期的妇女。

疗程：应个体化。

评价：强力、高效。

（三）HAP 合并肺脓胸药物治疗方案举例

方案 1：0.9％氯化钠注射液 100 ml＋青霉素 G 240 万～480 万 U/次，静脉滴注，每 6 h1 次。适合轻症患者。

方案 2：0.9％氯化钠注射液 100 ml＋头孢唑啉 2 g，静脉滴注，2 次/d。适合轻、中症患者。

方案 3：0.9％氯化钠注射液 100 ml＋左氧氟沙星 0.2 g，静脉滴注，每 12 h1 次。适合对青霉素过敏的轻症患者。

方案 4：莫西沙星注射液 0.4 g，静滴，1 次/d。适合重症患者。

方案 5：0.9％氯化钠注射液 250 ml＋去甲万古霉素 0.5 g，静滴，1 次/8 h。适合 MRSA 感染者。

方案 6：0.9％氯化钠注射液 100 ml＋亚胺培南/西司他丁 0.5 g，静滴，1 次/8 h。适合重症患者。

第五章

■■■■·····························■

慢性阻塞性肺疾病

第一节 慢性阻塞性肺疾病概述

慢性阻塞性肺疾病（Chronic Obstructive Pulmonary Disease，COPD）由于患者数多，死亡率高，社会经济负担重，已成为一个重要的公共卫生问题。COPD 目前居全球死亡原因的第 4 位，世界卫生组织公布，至 2020 年，COPD 将位居世界疾病经济负担的第 5 位。在我国，COPD 同样是严重危害人民身体健康的重要慢性呼吸系统疾病。近期对我国 7 个地区 20245 名成年人群进行调查，COPD 患病率占 40 岁以上人群的 8.2%。

COPD 是一种具有气流受限特征的可以预防和治疗的疾病，气流受限不完全可逆，呈进行性发展，与肺部对香烟烟雾等有害气体或有害颗粒的异常炎症反应有关。COPD 主要累及肺脏，但也可引起全身（或称肺外）的不良效应。肺功能检查对确定气流受限有重要意义。在吸入支气管舒张剂后，第 1 秒用力呼气容积（FEV_1）/用力肺活量（FVC）<70% 表明存在气流受限，并且不能完全逆转。慢性咳嗽、咳痰常先于气流受限许多年，但不是所有咳嗽、咳痰症状的患者均会发展为 COPD，部分患者可仅有不可逆气流受限改变而无慢性咳嗽、咳痰症状。

COPD 与慢性支气管炎和肺气肿密切相关。慢性支气管炎是指在除外慢性咳嗽的其他已知原因后，患者每年咳嗽、咳痰 3 个月以上，并连续 2 年者。肺气肿则指肺部终末细支气管远端气腔出现异常持久的扩张，并伴有肺泡壁和细支气管的破坏而无明显的肺纤维化。当慢性支气管炎、肺气肿患者肺功能检查出现气流受限，并且不能完全可逆时，则能诊断为 COPD。如患者只有"慢性支气管炎"和（或）"肺气肿"，而无气流受限，则不能诊断为 COPD。虽然哮喘与 COPD 都是慢性气道炎症性疾病，但二者的发病机制不同，临床表现以及对治疗的反应也有明显差异。大多数哮喘患者的气流受限具有显著的可逆性，是其不同于 COPD

的一个关键特征。但是，部分哮喘患者随着病程延长，可出现较明显的气道重塑，导致气流受限的可逆性明显减小，临床很难与COPD相鉴别。COPD和哮喘可以发生于同一位患者，由于二者都是常见病、多发病，这种概率并不低。一些已知病因或具有特征病理表现的气流受限疾病，如支气管扩张症、肺结核纤维化病变、肺囊性纤维化、弥漫性泛细支气管炎以及闭塞性细支气管炎等，均不属于COPD。

第二节　慢性阻塞性肺疾病的诊断

一、诊断依据

（一）临床表现

1. 慢性咳嗽

通常为首发症状。初起咳嗽呈间歇性，早晨较重，以后早晚或整日均有咳嗽，但夜间咳嗽并不显著。少数病例咳嗽不伴咳痰，也有少数病例虽有明显气流受限但无咳嗽症状。

2. 咳痰

咳嗽后通常咳少量黏液性痰，部分患者在清晨较多，合并感染时痰量增多，常有脓性痰。

3. 气短或呼吸困难

这是COPD的标志性症状，是使患者焦虑不安的主要原因，早期仅于劳动时出现，后逐渐加重，导致日常活动甚至休息时也感气短。

4. 喘息和胸闷

不是COPD的特异性症状。部分患者特别是重度患者有喘息；胸部紧闷感通常于劳动后发生，与呼吸费力、肋间肌等容性收缩有关。

5. 全身性症状

晚期患者常有体重下降、食欲减退、精神抑郁和焦虑等，合并感染时可咯血痰或咯血。

（二）检查

1. 血气分析

血气分析对晚期患者十分重要。$FEV_1 < 40\%$ 预计值者及具有呼吸衰竭或右心衰竭临床征象者，均应做血气分析。血气异常首先表现为轻、中度低氧血症。随

疾病进展，低氧血症逐渐加重，并出现高碳酸血症。呼吸衰竭的血气诊断标准为海平面吸空气时动脉血氧分压 PaO_2 ＜60 mmHg，伴或不伴动脉血二氧化碳分压增高，$PaCO_2$ ＞50 mmHg。

2. 其他实验室检查

低氧血症，即 PaO_2 ＜55 mmHg 时，血红蛋白及红细胞可增高，血细胞比容＞55％可诊断为红细胞增多症。并发感染时痰涂片可见大量中性粒细胞，痰培养可检出各种病原菌，常见者为肺炎链球菌、流感嗜血杆菌、肺炎克雷伯杆菌等。

3. 肺功能检查

肺功能检查是判断气流受限的客观指标，其重复性好，对 COPD 的诊断、严重程度评价、疾病进展、预后及治疗反应等均有重要意义。气流受限是以 FEV_1 和 FEV_1/FVC 降低来确定的。FEV_1/FVC 是 COPD 的一项敏感指标，可检出轻度气流受限。FEV_1 占预计值的百分比是中、重度气流受限的良好指标，它变异性小，易于操作，应作为 COPD 肺功能检查的基本项目。吸入支气管舒张剂后 $FEV_1/FVC\%$ ＜70％者，可确定为不能完全可逆的气流受限。呼气峰流速（PEF）及最大呼气流量－容积曲线（MEFV）也可作为气流受限的参考指标，但 COPD 时 PEF 与 FEV_1 的相关性不够强，PEF 有可能低估气流阻塞的程度。气流受限可导致肺过度充气，使肺总量（Total Lung Capacity，TLC）、功能残气量（Functional Residual Capacity，FRC）和残气容积（Residual Volume，RV）增高，肺活量（Vital Capac-ity，VC）减低。TLC 增加不及 RV 增加的程度大，故 RV/TLC 增高。肺泡隔破坏及肺毛细血管床丧失可使弥散功能受损，一氧化碳弥散量（D_{CO}）降低，D_{CO} 与肺泡通气量（Alveolar Ventila-tion，VA）之比（D_{CO}/VA）比单纯 D_{CO} 更敏感。深吸气量（Inspiratory Capacity，IC）是潮气量与补吸气量之和，IC/TLC 是反映肺过度膨胀的指标，它在反映 COPD 呼吸困难程度甚至反映 COPD 生存率上具有意义。作为辅助检查，不论是用支气管舒张剂还是口服糖皮质激素进行支气管舒张试验，都不能预测疾病的进展。用药后 FEV_1 改善较少，也不能可靠预测患者对治疗的反应。患者在不同的时间进行支气管舒张试验，其结果也可能不同。但在某些患者（如儿童时期有不典型哮喘史、夜间咳嗽、喘息表现者），则有一定意义。

4. 胸部 X 线检查

X 线检查对确定肺部并发症及与其他疾病（如肺间质纤维化、肺结核等）鉴别有重要意义。COPD 早期 X 线胸片可无明显变化，以后出现肺纹理增多、紊乱等非特征性改变；主要 X 线特征为肺过度充气：肺容积增大，胸腔前后径增长，肋骨走向变平，肺野透亮度增高，横膈位置低平，心脏悬垂狭长，肺门血管纹理呈残根状，肺野外周血管纹理纤细稀少等，有时可见肺大疱形成。并发肺动脉高压和肺源性心脏病时，除右心增大的 X 线征象外，还可有肺动脉圆锥膨隆、肺门血管影扩大及右下肺动脉增宽等。

5. 胸部 CT 检查

CT 检查一般不作为常规检查，但当诊断有疑问时，高分辨率 CT 有助于鉴别诊断。另外，高分辨率 CT 对辨别小叶中央型或全小叶型肺气肿及确定肺大疱的大小和数量，有很高的敏感性和特异性，对预计肺大疱切除或外科减容手术等的效果有一定价值。

（三）病理

COPD 特征性的病理学改变存在于中央气道、外周气道、肺实质和肺的血管系统。

在中央气道（气管、支气管以及内径＞2～4 mm 的细支气管），炎症细胞浸润表皮上层，黏液分泌腺增大和杯状细胞增多使黏液分泌增加。在外周气道（内径＜2 mm 的小支气管和细支气管）内，慢性炎症导致气道壁损伤和修复过程反复循环发生。修复过程导致气道壁结构重建，胶原含量增加及瘢痕组织形成。这些病例改变造成气腔狭窄，引起固定性气道阻塞。

COPD 患者典型的肺实质破坏表现为小叶中央型肺气肿，涉及呼吸性细支气管的扩张和破坏。病情较轻时这些破坏常发生于肺的上部区域，但随着病情发展，可弥漫分布于全肺，并有肺毛细血管床的破坏。由于遗传因素或炎症细胞和介质的作用，肺内源性蛋白酶和抗蛋白酶失衡，为肺气肿性肺破坏的主要机制，氧化作用和其他炎症后果也起作用。

COPD 肺血管的改变以血管壁的增厚为特征，这种增厚始于疾病的早期。内膜增厚是最早的结构改变，接着出现平滑肌增加和血管壁炎症细胞浸润。COPD 加重时平滑肌、蛋白多糖和胶原的增多进一步使血管壁增厚。COPD 晚期继发肺心病时，部分患者可见多发性肺细小动脉原位血栓形成。

（四）功能诊断

全面采集病史进行评估：诊断 COPD 时，首先应全面采集病史，包括症状、既往史和系统回顾、接触史。症状包括慢性咳嗽、咳痰、气短。既往史和系统回顾应注意：出生时低体重、童年时期有无哮喘、变态反应性疾病、感染及其他呼吸道疾病史如结核病史；COPD 和呼吸系统疾病家族史；COPD 急性加重和住院治疗病史；有相同危险因素（吸烟）的其他疾病，如心脏、外周血管和神经系统疾病；不能解释的体重下降；其他非特异性症状，喘息、胸闷、胸痛和晨起头痛；要注意吸烟史（以包/年计算）及职业、环境有害物质接触史等。

1. 病史

COPD 患病过程应有以下特征：①吸烟史：多有长期较大量吸烟史。②职业性或环境有害物质接触史：如较长期粉尘、烟雾、有害颗粒或有害气体接触史。③家族史：COPD 有家族聚集倾向。④发病年龄及好发季节：多于中年以后发病，症状好发于秋冬寒冷季节，常有反复呼吸道感染及急性加重史。随病情进展，急性加重愈渐频繁。⑤慢性肺源性心脏病史：COPD 后期出现低氧血症和（或）高碳酸血症，可并发慢性肺源性心脏病和右心衰竭。

2. 体征

COPD 早期体征可不明显。随疾病进展常有以下体征：①视诊及触诊：胸廓形态异常，包括胸部过度膨胀、前后径增大、剑突下胸骨下角（腹上角）增宽及腹部膨隆等；常见呼吸变浅，频率增快，辅助呼吸肌如斜角肌及胸锁乳突肌参加呼吸运动，重症可见胸腹矛盾运动；患者不时采用缩唇呼吸以增加呼出气量；呼吸困难加重时常采取前倾坐位；低氧血症者可出现黏膜及皮肤发绀，伴右心衰者可见下肢水肿，触诊时肝脏增大。②叩诊：由于肺过度充气使心浊音界缩小，肺肝界降低，肺叩诊可呈过度清音。③听诊：两肺呼吸音可减低，呼气延长，平静呼吸时可闻干啰音，两肺底或其他肺野可闻湿啰音；心音遥远，剑突部心音较清晰响亮。

（五）诊断

COPD 的诊断应根据临床表现、危险因素接触史、体征及实验室检查等资料综合分析确定。考虑 COPD 的主要症状为慢性咳嗽、咳痰和（或）呼吸困难及危险因素接触史；存在不完全可逆性气流受限是诊断 COPD 的必备条件。肺功能测定指标是诊断 COPD 的金标准。用支气管舒张剂后 $FEV_1/FVC < 70\%$ 可确定为不完全可逆性气流受限。凡具有吸烟史及（或）环境职业污染接触史和（或）咳嗽、咳痰或呼吸困难史者均应进行肺功能检查。COPD 早期轻度气流受限时可有或无临床症状。胸部 X 线检查有助于确定肺过度充气的程度及与其他肺部疾病鉴别。

（六）诊断注意事项

COPD 应与支气管哮喘、支气管扩张症、充血性心力衰竭、肺结核等鉴别。与支气管哮喘的鉴别有时存在一定困难。COPD 多于中年后起病，哮喘则多在儿童或青少年期起病；COPD 症状缓慢进展，逐渐加重，哮喘则症状起伏大；COPD 多有长期吸烟史和（或）有害气体、颗粒接触史，哮喘则常伴过敏体质、过敏性鼻炎和（或）湿疹等，部分患者有哮喘家族史；COPD 时气流受限基本为不可逆性，哮喘时则多为可逆性。然而，部分病程长的哮喘患者已发生气道重塑，气流受限不能完全逆转；而少数 COPD 患者伴有气道高反应性，气流受限部分可逆。此时应根据临床及实验室所见全面分析,必要时做支气管舒张试验和(或)PEF 昼夜变异率来进行鉴别。在少部分患者中这 2 种疾病可以重叠存在。

二、临床分型

COPD 严重程度评估需根据患者的症状、肺功能异常、是否存在合并症(呼吸衰竭、心力衰竭)等确定,其中反映气流受限程度的 FEV_1 下降有重要参考意义。根据肺功能有 COPD 严重性分为 4 级。

Ⅰ级(轻度 COPD):其特征为轻度气流受限($FEV_1/FVC < 70\%$ 但 $FEV_1 \geq 80\%$ 预计值),通常可伴有或不伴有咳嗽、咳痰。此时患者本人可能还没认识到自己的肺功能是异常的。

Ⅱ级(中度 COPD):其特征为气流受限进一步恶化($50\% \leq FEV_1 < 80\%$ 预计值)并有症状进展和气短,运动后气短更为明显。此时,由于呼吸困难或疾病的加重,患者常去医院就诊。

Ⅲ级(重度 COPD):其特征为气流受限进一步恶化($30\% \leq FEV_1 < 50\%$ 预计值),气短加剧,并且反复出现急性加重,影响患者的生活质量。

Ⅳ级(极重度 COPD):为严重的气流受限($FEV_1 < 30\%$ 预计值)或者合并有慢性呼吸衰竭。此时,患者的生活质量明显下降,如果出现急性加重则可能有生命危险。

COPD 严重程度评估需根据患者的症状、肺功能异常、是否存在合并症(呼吸衰竭、心力衰竭)等确定,其中反映气流受限程度的 FEV_1 下降有重要参考意义。

COPD 病程可分为急性加重期与稳定期。COPD 急性加重期是指患者出现超越日常状况的持续恶化,并需改变基础 COPD 的常规用药者。通常在疾病过程中,患者短期内咳嗽、咳痰、气短和(或)喘息加重,痰量增多,呈脓性或黏脓性,可伴发热等炎症明显加重的表现。稳定期则指患者咳嗽、咳痰、气短等症状稳定或症状轻微。

第三节 慢性阻塞性肺疾病的临床用药

一、药物治疗原则

药物治疗用于预防和控制症状,减少急性加重的频率和严重程度,提高运动耐力和生活质量。

（一）支气管舒张剂治疗原则

支气管舒张剂可松弛支气管平滑肌、扩张支气管、缓解气流受限，是控制 COPD 症状的主要治疗措施。短期按需应用可缓解症状，长期规则应用可预防和减轻症状，增加运动耐力，但不能使所有患者的 FEV_1 都得到改善。与口服药物相比，吸入剂不良反应小，因此多首选吸入治疗。主要的支气管舒张剂有 β_2 受体激动剂、抗胆碱药及甲基黄嘌呤类，根据药物的作用及患者的治疗反应选用。用短效支气管舒张剂较为便宜，但效果不如长效制剂。不同作用机制与作用时间的药物联合可增强支气管舒张作用、减少不良反应。β_2 受体激动剂、抗胆碱药物和（或）茶碱联合应用，肺功能与健康状况可获进一步改善。

（二）抗生素治疗原则

当患者呼吸困难加重，咳嗽伴有痰量增加及脓性痰时，应根据患者所在地常见病原菌类型及药物敏感情况积极选用抗生素。由于多数 COPD 急性加重由细菌感染诱发，故抗感染治疗在 COPD 加重治疗中具有重要地位。COPD 患者多有支气管肺部感染反复发作及反复应用抗生素的病史，且部分患者合并有支气管扩张，因此这些患者感染的细菌耐药情况较一般肺部感染患者更为严重。长期应用广谱抗生素和激素者易继发真菌感染，宜采取预防和抗真菌措施。

（三）糖皮质激素的治疗原则

COPD 稳定期长期应用糖皮质激素吸入治疗并不能阻止其 FEV_1 的降低趋势。长期规律地吸入糖皮质激素较适用于 $FEV_1 < 50\%$ 预计值（Ⅲ级和Ⅳ级）并且有临床症状以及反复加重的 COPD 患者。这一治疗可减少急性加重频率，改善生活质量。联合吸入糖皮质激素和 β_2 受体激动剂，比各自单用效果好，目前已有布地奈德/福莫特罗、氟地卡松/沙美特罗 2 种联合制剂。对 COPD 患者不推荐长期口服糖皮质激素治疗。

二、药物选择

（一）支气管舒张剂

1. β_2 受体激动剂

沙丁胺醇 $100\sim200\ \mu g$，吸入，3 次/d；沙美特罗 $36.25\ \mu g$，吸入，2 次/d。

2. 抗胆碱药

溴化异丙托品 $40\sim80\ \mu g$，吸入，3 次/d；噻托溴铵 $18\ \mu g$，吸入，1 次/d。

3. 茶碱类药物

氨茶碱 0.1~0.2 g,口服,3 次/d;多索茶碱 0.2 g,口服,2 次/d。

(二)抗生素

应根据患者所在地常见病原菌类型及药物敏感情况积极选用抗生素。

(三)糖皮质激素

常用的糖皮质激素药物有布地奈德、丙酸氟替卡松、甲基泼尼松龙、泼尼松。

(四)其他药物

1. 祛痰药(黏液溶解剂)

COPD 气道内可产生大量黏液分泌物,可促使继发感染,并影响气道通畅,应用祛痰药有利于气道引流通畅,改善通气,但除少数有黏痰的患者有效外,总的来说效果并不十分确切。常用药物有盐酸氨溴索、乙酰半胱氨酸等。

2. 疫苗

流感疫苗可减轻 COPD 的严重程度和降低死亡率,可每年给予 1 次(秋季)或 2 次(秋、冬)。它含有杀死的或活的、无活性病毒,应每年根据预测的病毒种类制备。肺炎球菌疫苗含有 23 种肺炎球菌荚膜多糖,已在 COPD 患者中应用,但尚缺乏有力的临床观察资料。

三、COPD 复发的预防与治疗

(一)COPD 稳定期治疗

药物治疗用于预防和控制症状,减少急性加重的频率和严重程度,提高运动耐力和生活质量。根据患者对治疗的反应及时调整治疗方案。

(二)COPD 加重期治疗

根据症状、血气、胸部 X 线片等评估病情的严重程度。采取控制性氧疗,给予支气管舒张剂、糖皮质激素,必要时进行有创性机械通气。

(三)其他住院治疗措施

在出入量和血电解质监测下适当补充液体和电解质;注意补充营养,对不能进食者需经胃肠补充营养或予静脉高营养;对卧床、红细胞增多症或脱水的患者,无论是否有血栓栓塞性疾病史均需考虑使用肝素或低分子肝素;积极排痰治疗(如用刺激咳嗽、叩击胸部、体位引流等方法);识别并治疗伴随疾病(冠心病,糖尿病等)及合并症(休克,弥漫性血管内凝血,上消化道出血,肾功能不全等)。

四、COPD 并发症治疗

(一) 慢性呼吸衰竭

常在 COPD 急性加重时发生，其症状明显加重，发生低氧血症和（或）高碳酸血症，可具有缺氧和二氧化碳潴留的临床表现，如发绀、头痛、嗜睡、神志恍惚等。部分患者特别是重度患者或急性加重患者可出现喘息。治疗以氧疗为主，单纯低氧血症给予鼻导管吸氧，一般吸入氧浓度为 28%～30%，吸入氧浓度过高时引起二氧化碳潴留的风险加大。如合并二氧化碳潴留需注意严格低流量吸氧，必要时机械通气。

(二) 自发性气胸

如有突然加重的呼吸困难，并伴有明显的发绀，患侧肺部叩诊为鼓音，听诊呼吸音减弱或消失，应考虑并发自发性气胸，通过 X 线检查可以确诊。确诊后给予氧疗。如肺组织压缩大于 30%或存在明显的呼吸困难，可行胸腔穿刺抽气或胸腔闭式引流，持续负压吸引，使肺组织复张。

(三) 慢性肺源性心脏病

由于 COPD 肺病变引起肺血管床减少及缺氧致肺动脉痉挛、血管重塑，导致肺动脉高压、右心室肥厚扩大，最终发生右心功能不全。肺心病分肺、心功能代偿期和失代偿期。肺、心功能失代偿期的治疗原则为：积极控制感染，通畅气道，改善呼吸功能，纠正缺氧与二氧化碳潴留，控制呼吸衰竭和心力衰竭。其他治疗参照 COPD 缓解期的治疗措施。

第六章

支气管哮喘

第一节　支气管哮喘概述

一、相关概念

支气管哮喘，简称哮喘，是由多种细胞包括气道的炎性细胞、结构细胞（如嗜酸性粒细胞、肥大细胞、T淋巴细胞、中性粒细胞、平滑肌细胞、气道上皮细胞等）和细胞组分参与的气道慢性炎症性疾病。这种慢性炎症导致气道高反应性，通常出现广泛多变的可逆性气流受限，并引起反复发作性的喘息、气急、胸闷或咳嗽等症状，常在夜间和（或）清晨发作、加剧，多数患者可自行缓解或经治疗缓解。

二、诊断标准

（一）诊断要点

（1）反复发作喘息、气急、胸闷或咳嗽，多与接触变应原、冷空气、物理/化学性刺激以及病毒性上呼吸道感染、运动等有关。

（2）发作时在双肺可闻及散在或弥漫性、以呼气相为主的哮鸣音，呼气相延长。

（3）上述症状和体征可经治疗缓解或自行缓解。

（4）除外其他疾病引起的喘息、气急、胸闷和咳嗽。

（5）临床表现不典型者（如无明显喘息或体征），应至少具备以下1项试验阳性：①支气管激发试验或运动激发试验阳性；②支气管舒张试验阳性，FEV_1增加≥12%，且FEV_1增加绝对值≥200ml；③呼气流量峰值（PEF）日内（或2周）变异率≥20%。

符合（1）～（4）条或第（4）、第（5）条者，可以诊断为哮喘。

（二）分期

根据临床表现可分为急性发作期、慢性持续期和临床缓解期。急性发作期是指喘息、气促、咳嗽、胸闷等症状突然发生，或原有症状急剧加重，常有呼吸困难，以呼气流量降低为特征；慢性持续期是每周均不同频度和（或）不同程度地出现症状（喘息、气急、胸闷、咳嗽等）；临床缓解期系指经过治疗或未经治疗症状、体征消失，肺功能恢复到急性发作前水平，并维持 3 个月以上。

（三）分级

根据病情程度和控制水平进行哮喘分级。急性发作期和慢性持续期有相应的严重程度分级标准，并且也有相应的治疗或处理方案。

1. 病情严重程度的分级

主要用于治疗前或初始治疗时严重程度的判断，包括新发生的哮喘患者和已诊断为哮喘而长时间未用药治疗的患者（表 6-1）。

表 6-1 哮喘病情严重程度的分级

分级	临床特点
间歇状态 （第 1 级）	症状＜每周 1 次，短暂出现；夜间哮喘症状≤每月 2 次；FEV1≥80％预计值或 PEF≥80％个人最佳值，PEF 或 FEV1 变异率＜20％
轻度持续 （第 2 级）	症状≥每周 1 次，但＜每日 1 次，可能影响活动和睡眠；夜间哮喘症状＞每月 2 次，但＜每周 1 次；FEV1≥80％预计值或 PEF≥80％个人最佳值，PEF 或 FEV1 变异率为 20％～30％
中度持续 （第 3 级）	每日有症状，影响活动和睡眠；夜间哮喘症状≥每周 1 次；FEV1 60％～79％预计值或 PEF 60％～79％个人最佳值，PEF 或 FEV1 变异率＞30％
重度持续 （第 4 级）	每日有症状，频繁出现；经常出现夜间哮喘症状；体力活动受限；FEV1＜60％预计值或 PEF＜60％个人最佳值，PEF 或 FEV1 变异率＞30％

2. 控制水平的分级

规范化治疗期间，根据临床表现，哮喘控制水平分级如表 6-2 所示。

表 6-2 哮喘临床控制水平分级

	完全控制 （满足以下所有条件）	部分控制（在任何 1 周内 出现以下 1～2 项特征）	未控制 （在任何 1 周内）
白天症状	无（≤2 次/周）	＞2 次/周	
活动受限	无	有	
夜间症状/憋醒	无	有	出现≥3 项部分控制特征
需要使用缓解药的次数	无（≤2 次/周）	＞2 次/周	
肺功能（PEF 或 FEV1）	正常或≥正常预计值/个人最佳值的 80％	＜正常预计值（或个人最佳值）的 80％	
急性发作	无	≥每年 1 次	在任何 1 周内出现 1 次

3. 哮喘急性发作时的分级

哮喘急性发作常因接触变应原、刺激物或呼吸道感染诱发。其程度轻重不一，病情加重，可在数小时或数天内出现，偶尔可在数分钟内即危及生命，故应对病情做出正确评估，以便给予及时有效的紧急治疗。哮喘急性发作时病情严重程度的分级如表 6-3 所示。

表 6-3　哮喘急性发作的病情严重度分级

临床特点	轻度	中度	重度	危重
气短	步行、上楼时	稍事活动	休息时	
体位	可平卧	喜坐位	端坐呼吸	
讲话方式	连续成句	单词	单字	不能讲话
精神状态	可有焦虑，尚安静	时有焦虑或烦躁	常有焦虑、烦躁	嗜睡或意识模糊
出汗	无	有	大汗淋漓	
呼吸频率	轻度增加	增加	常＞30 次/min	
辅助呼吸机活动及三凹征	常无	可有	常有	胸腹矛盾运动
哮鸣音	散在，呼吸末期	响亮，弥漫	响亮、弥漫	减弱，甚至无
脉率（次/min）	＜100	100～120	＞120	脉率变慢或不规则
奇脉	无，＜10mmHg	可有，10～25mmHg	常用，＞25mmHg	无，提示呼吸机疲劳
使用 β_2 受体激动剂后 PEF 预计值或个人最佳值	＞80%	60%～80%	＜60% 或 ＜100L/min 或作用时间＜2 h	
PaO_2（吸空气，mmHg）	正常	≥60	＜60	
$PaCO_2$（mmHg）	＜45	≤45	＞45	
SaO_2（吸空气，%）	＞95	91～95	≤90	
pH				降低

注：只要符合某一严重程度的某些指标，而不需满足全部指标，即可提示为该级别的急性发作

三、临床表现及并发症

(一) 临床表现

典型的哮喘发作前有先兆症状，如打喷嚏、流涕、咳嗽或胸闷等，如不及时处理，则可引起支气管弥漫性痉挛，表现为伴有喘鸣音的呼气性呼吸困难或发作性胸闷和咳嗽。严重者呈端坐呼吸、干咳或咳大量白色泡沫痰，甚至出现发绀。哮喘症状可在数分钟内发作，经数小时至数天，可自行或经支气管舒张药治疗缓解。少数患者可呈重度发作，甚至导致哮喘持续状态。某些患者在缓解数小时后

可再次发作。在夜间及凌晨发作和加重常是哮喘的特征之一。有时咳嗽为哮喘唯一的症状（咳嗽变异型哮喘），有些表现为运动时出现胸闷、咳嗽和呼吸困难（运动性哮喘）。

哮喘发作时胸部呈过度充气状态，有广泛的哮鸣音，呼气音延长。但在轻度哮喘或非常严重哮喘发作时，哮鸣音可不出现。心率增快、奇脉、胸腹反常运动和发绀常出现在严重哮喘患者中。非发作期体检可无异常。

（二）并发症

气道炎症是支气管哮喘的病理基础，气道高反应性是气道炎症引起上皮损伤的后果，炎症致气道壁增厚，黏膜肿胀、充血，黏液栓塞，可并发气胸、纵隔气肿、肺不张；长期反复发作和感染，可致支气管平滑肌肥厚，气道上皮细胞纤维化，气道重构和周围肺组织对气道的支持作用消失，或并发慢性支气管炎、肺气肿、支气管扩张、间质性肺炎、肺纤维化和肺源性心脏病等。

四、流行病学

哮喘是常见的慢性呼吸道疾病之一，近 20 年来其患病率在全球范围内有逐年增加的趋势。全球约有 3 亿患者，各国患病率不等，国际儿童哮喘和变应性疾病研究显示，儿童和成人哮喘患病率分别为 3.3%～29% 和 1.2%～25.5%。一般认为儿童患病率高于青壮年，老年人群的患病率有增高的趋势。成人男女患病率大致相同，城市高于农村，发达国家高于发展中国家。调查资料表明，约 40% 的患者有家族史。哮喘患者亲属患病率高于群体患病率，并且亲缘关系越近，患病率越高；患者病情越严重，其亲属患病率也越高。

在我国哮，喘被认为是第二大呼吸系统疾病，现约有 3 千万患者，发病率为 1%，儿童达 3%，知晓率约为 30%，规范治疗率为 10%～25%，完全控制率为 6%～10%。

第二节　支气管哮喘的预防与治疗

一、危险因素及预防

哮喘是一种对患者及其家庭、社会都有明显影响的慢性疾病，如诊治不及时，随病程的延长可产生气道不可逆性缩窄和气道重塑。而当哮喘得到控制后，多数患者很少出现哮喘发作，严重哮喘发作则更少见。

患者个体过敏体质及外界环境的影响是哮喘发病的危险因素，如尘螨、花粉、真菌、动物毛屑、二氧化硫、氨气等各种特异和非特异性吸入物；细菌、病毒、原虫、寄生虫等感染；鱼、虾、蟹、蛋类、牛奶等食物；普萘洛尔、阿司匹林等药物；气候变化、运动、妊娠等都可能是哮喘的激发因素。

哮喘的预防原则是尽最大可能避免接触致病因素和诱发因素，积极消除危险因素，预防病原微生物感染及气道炎症。对运动性哮喘患者，可活动前用药，或避免已知的引发哮喘的运动形式。对于特应性哮喘患者，采用脱敏疗法来提高患者对变应原的耐受性，也应作为预防措施。不吸烟，避免受凉感冒并接种流感疫苗，放松紧张和焦虑的心情，保持安定和良好的情绪等都是哮喘预防教育的内容。

二、哮喘的治疗

（一）治疗的策略

哮喘治疗应注重药物和非药物治疗相结合。哮喘治疗模式是 1 个"发作－治疗－缓解－控制－降级治疗－评估－长期控制"持续循环的过程。哮喘治疗应越早越好，坚持长期、持续、规范、个体化治疗原则。首先要避免接触诱发因素，控制诱发哮喘加重因素，早期进行分期和严重程度分级，制订个体化药物治疗方案，定期评估和检测，正确指导患者用药。同时不可忽视非药物治疗，如哮喘防治教育、变应原回避、心理问题的处理、生命质量的提高、药物经济学等诸方面在哮喘长期管理中的作用。

（二）治疗目标

哮喘治疗的目标是通过长期规范化治疗达到并维持哮喘控制。用对症治疗及预防复发的巩固治疗相结合，消除及预防气道炎症，降低气道高反应性，最终达到症状消失或减轻，维持正常或接近正常的肺功能，发作次数明显减少甚至不发作，长期使用最少量或不用药物能使患者活动不受限制，使药物不良反应降到最小，并能与正常人一样生活、工作和学习。

（1）最少的（理想，无）哮喘症状，包括夜间症状。

（2）最少的（不常有的）哮喘发作（加重）。

（3）无急诊就医。

（4）最少（或不）使用 β_2 受体激动剂。

（5）无活动受限，包括运动。

（6）PEF 变异率＜20％。

（7）（接近）正常 PEF。

（8）最少的（或无）药物不良反应。

（三）非药物治疗

找到引起哮喘发作的变应原或其他非特异性刺激因素，立即使患者脱离与变应原的接触是非药物治疗哮喘最有效的方法。

（四）药物治疗

哮喘急性发作期主要是以平喘、抗炎药物治疗，尽快缓解症状，改善肺功能，纠正缺氧；慢性持续期和临床缓解期主要是以抗炎药物治疗，控制气道的慢性炎症，降低气道高反应性，防止症状加重，预防哮喘急性发作。

第三节　支气管哮喘的临床用药

一、概述

（一）药物治疗的特点

气道炎症几乎是所有类型哮喘的共同特征，存在于哮喘的所有时段，也是临床症状和气道高反应性的基础。虽然哮喘目前尚不能根治，但以抑制炎症为主的规范治疗能够控制哮喘临床症状。哮喘的药物治疗应坚持对因治疗、对症治疗以及预防复发相结合。在给药途径上，吸入疗法优于全身注射或口服治疗，包括定量气雾剂吸入、干粉吸入和持续雾化吸入。药物吸入气道后直接作用于呼吸道，局部药物浓度高、用量小，且起效快，同时可避免或减少全身用药产生的毒副作用。

（二）药物的治疗原则

原则是在对患者病情进行全面评估的基础上，使用最便捷的用药方式，最低的有效剂量，最迅速、最大限度控制症状并使药物不良反应最小。我国《支气管哮喘防治指南》（2008）推荐的治疗药物分为控制药物和缓解药物 2 大类。治疗中强调正确使用吸入药物、按需使用缓解药物、合理使用控制药物。

1. 控制药物

指需要长期每天使用的药物。这些药物主要通过抗炎作用使哮喘维持临床控制，其中包括吸入糖皮质激素（ICS）、全身用激素、白三烯调节剂、长效 β_2 受体激动剂（LABA，须与 ICS 联合应用）、缓释茶碱、色苷酸钠、抗 IgE 抗体及其他有助于减少全身激素剂量的药物等。

2.缓解药物

指有症状时按需使用的药物。这些药物通过舒张支气管平滑肌迅速解除支气管痉挛,从而缓解哮喘症状,其中包括吸入速效 β_2 受体激动剂(SABA)、全身用激素、吸入性抗胆碱能药物、短效茶碱及短效口服 β_2 受体激动剂等。

(三)药物的选择依据

哮喘的治疗以患者的病情严重程度为基础,根据其控制水平分级以及患者满意程度来选择治疗药物。而在考虑药物的疗效及其安全性的同时,还应考虑患者的实际状况等。

1.长期治疗方案

一般哮喘经过治疗症状可得到控制,但哮喘的慢性炎症病理生理改变仍然存在,因此必须制订哮喘的长期治疗方案。根据哮喘病情控制水平的分级,治疗方案分5个级别,如表 6-4 所示。每级都有不同的治疗用药可供选择,1~5 级每个级别都可按需使用缓解药物以快速缓解症状;2~5 级的治疗是按需使用缓解药物联合规律使用不同的控制药物。

表 6-4 哮喘分级治疗方案治疗级别

	降级	治疗级别	升级	

	第 1 级	第 2 级	第 3 级	第 4 级	第 5 级
非药物干预		哮喘教育、环境控制			
缓解药物		按需使用短效 β_2 受体激动药（SABA）			
控制药物	可不用药	选用 1 种	选用 1 种	加 1 种或 1 种以上	加 1 种或 2 种
		低剂量 ICS	低剂量 ICS＋LABA	中高剂量 ICS＋LABA	口服最小剂量激素
			中高剂量 ICS	白三烯调节剂	抗 IgE 治疗
		白三烯调节剂	低剂量 ICS＋白三烯调节剂	缓释茶碱	
			低剂量 ICS＋缓释茶碱		

如果当前治疗方案部分控制或未能控制哮喘,则需升级治疗直到哮喘控制。如果哮喘已经控制达 3 个月以上,则要降阶梯治疗,以最低阶梯和维持剂量来维持哮喘控制,最大限度地降低治疗费用,提高治疗安全性。

降级治疗原则是先停静脉药物,再撤口服药物,后减吸入药物。建议减药次序为全身性使用糖皮质激素→口服 β_2 受体激动剂或茶碱类→吸入 β_2 受体激动剂→减少吸入糖皮质激素剂量。

2. 急性发作的处理

哮喘急性发作的综合性治疗方案取决于病情严重程度的分级以及对治疗的反应，治疗的关键是迅速控制症状，改善通气。由于重症哮喘患者常有低氧血症，在接受其他治疗的同时，应给予氧疗，纠正低氧血症。对有脱水征象者，应静脉补液；对疑有感染者，应给予抗菌药物治疗。同时，还需要制订长期治疗方案预防进一步恶化或再次发作，防治并发症。

（1）轻度患者：每日定时吸入低剂量糖皮质激素；按需吸入速效 β_2 受体激动剂，或口服短效 β_2 受体激动剂；口服低剂量茶碱控释片；夜间哮喘可吸入长效 β_2 受体激动剂，或加用抗胆碱能药。

（2）中度患者：吸入中高剂量糖皮质激素或口服糖皮质激素；规则或持续雾化吸入速效 β_2 受体激动剂，或口服长效 β_2 受体激动剂；可联合吸入抗胆碱能药；可加服茶碱控释片；可加服白三烯调节剂。

（3）重度至危重度患者：严重时静脉滴注糖皮质激素，控制后改为吸入或口服；持续雾化吸入 β_2 受体激动剂或联合抗胆碱能药；静脉滴注茶碱类；吸氧，维持水、电解质平衡，纠正酸碱失衡。此外，应预防下呼吸道感染等。

（四）常用哮喘药物适应证和禁忌证

哮喘治疗药物的作用特点、适应证和禁忌证如表 6-5 所示。

表 6-5　常用哮喘治疗药物作用特点

类别	适应证	优点	缺点	协同效应	注意事项	禁忌证
β_2 受体激动药	防治支气管哮喘、哮喘性支气管炎	起效快，控制哮喘急性发作症状的首选药物	无抗气道炎症作用，不宜长期、单独使用	可与胆碱受体拮抗剂、吸入激素联合应用	头痛、头晕、心悸、手指颤抖	对本品过敏者禁用
糖皮质激素	用于急慢性哮喘的长期治疗	控制哮喘发作最有效	起效慢	可与 β_2 受体激动剂联用	吸入后漱口，以防局部二重感染	对本品过敏、活动性消化性溃疡、未控制的感染等
胆碱受体拮抗剂	防治支气管哮喘，尤其适用于不耐受 β_2 受体激动剂的患者	持续时间长，不产生耐受，适合老年患者、夜间哮喘患者	舒张支气管平滑肌作用弱，起效慢	可与 β_2 受体激动剂联用	口干、痰稠不易咳出、尿潴留、瞳孔散大	青光眼、前列腺增生，对阿托品类过敏者禁用
茶碱类	适用于支气管哮喘、心源性哮喘等	具有抗炎和免疫调节作用	"治疗窗"窄，易于出现毒副反应	可与激素、胆碱受体拮抗剂联用	恶心、呕吐、心动过速、心律失常	急性心肌梗死伴血压下降、严重心律失常、活动性消化性溃疡和未经控制的惊厥性疾病患者禁用

二、哮喘的联合用药

(一) 联合用药的原则

哮喘治疗必须个体化给药，以最小量、最简单、不良反应最少的联合用药，达到最佳控制症状为原则。各类哮喘治疗药物作用机制不同，优缺点不尽相同。治疗过程中应交替使用或联合使用作用机制不同、持续时间不同的药物，以增强疗效，降低增大单一药量产生的不良反应，避免产生耐受性。

(二) 联合用药方案

（1）激素联合 β_2 受体激动剂、白三烯受体拮抗剂：具有协同抗炎和平喘作用，可获得相当于（或优于）应用加倍剂量吸入激素时的疗效，并可增加患者的依从性，减少较大剂量吸入激素引起的不良反应。

（2）激素联用茶碱可提高治疗应答，降低激素抵抗，增强其抗炎作用。

（3）茶碱联合抗胆碱能药物可产生协同作用，尤其适用于夜间哮喘症状的控制。

（4） β_2 受体激动剂联合应用抗胆碱能药物具有协同、互补作用，对有吸烟史的老年哮喘患者较为适宜，尤其适用于夜间哮喘及多痰的患者。

三、国家基本药物品种 （表 6-6）

表 6-6　国家基本药物中首选用于哮喘治疗的西药品种

药品名称	英文名称	剂型
沙丁胺醇	salbutamol	气雾剂、雾化溶液剂
氨茶碱	aminophylline	口服常释剂型、口服缓释剂型、注射剂
茶碱	theophylline	口服常释剂型、口服缓释剂型

四、国家基本药物合理使用

我国《国家基本药物临床应用指南》和《国家基本药物处方集》（2009 年版）中，治疗哮喘的药物有 β_2 受体激动剂和茶碱类，以及止咳、祛痰等对症治疗药物。由于咳、痰、喘 3 种症状往往同时存在，并有一定的互为因果的关系，在治疗上也有内在联系，因此祛痰药、镇咳药、平喘药在对症治疗中可起到协同互补的作用。

第七章

■■■············■

特发性肺纤维化

第一节　特发性肺纤维化概述

特发性肺纤维化（Idiopathic Pulmonary Fibrosis，IPF）是病因未明的慢性进展型纤维化性间质性肺炎的一种特殊类型，好发于老年人，病变局限于肺部，组织病理学和（或）影像学表现具有普通型间质性肺炎（Usual Interstitial Pneumonia，UIP）的特征。所有表现为原因不明的慢性劳力性呼吸困难，并且伴有咳嗽、双肺底爆裂音和杵状指的成年患者均应考虑 IPF 的可能性。其发病率随年龄增长而增加，典型症状一般在 60～70 岁出现，<50 岁的 IPF 患者罕见。男性明显多于女性，多数患者有吸烟史。IPF 发病率近几年呈现明显增长的趋势，美国总人口中 IPF 患病率为 14.0/10 万～42.7/10 万，发病率为 6.8/10 万～16.3/10 万。诊断 IPF 需要排除其他各种间质性肺炎，包括其他类型的特发性间质性肺炎及与环境暴露、药物或系统性疾病相关的间质性肺疾病。IPF 是一种致死性疾病，尚缺乏有效的治疗药物。IPF 的死亡率随年龄增长而增加，IPF 中位生存期为 2～3 年，但其自然病程变异很大，且无法预测，总体预后不良。

第二节　特发性肺纤维化的诊断

一、诊断依据

IPF 是病因未明的慢性进展性纤维化型间质性肺炎的一种特殊类型，好发于老年人，病变局限于肺部，组织病理学和（或）影像学表现具有 UIP 的特征。

对于成人患者，诊断间质性肺疾病（Interstitial Lung Disease，ILD）和疑诊

IPF 的诊断需要符合：①排除其他已知病因的 ILD（例如家庭和职业环境暴露、结缔组织疾病和药物）；②未行外科肺活检的患者，HRCT 呈现 UIP 型表现；③接受外科肺活检的患者，HRCT 和肺活检组织病理类型符合特定的组合。通过有丰富 ILD 诊断经验的呼吸内科医师、影像科医师和病理科医师之间的多学科讨论，仔细排除其他可能的病因，是获得准确诊断最为重要的环节。在多学科讨论不可行的情况下，建议把患者推荐给对 ILD 有丰富经验的临床专家。由于有高质量证据表明，高分辨率 CT（High Resolution Computed Tomography，HRCT）表现对诊断 UIP 有高度的特异性，外科肺活检对于诊断 IPF 并非必要。结合一定的临床资料（包括完整的病史、职业和环境接触史、家族史、体格检查、肺功能测试和实验室检查），若 HRCT 表现为典型的 UIP 型时足以诊断 IPF。

（一）临床表现

（1）所有表现为原因不明的慢性劳力性呼吸困难，并且伴有咳嗽、双肺底爆裂音和杵状指的成年患者均应考虑 IPF 的可能性。其发病率随年龄增长而增加，典型症状一般在 60～70 岁出现，<50 岁的 IPF 患者罕见。男性明显多于女性，多数患者有吸烟史。起病隐袭，主要表现为干咳、进行性呼吸困难，活动后明显。本病少有肺外器官受累，但可出现全身症状，如疲倦、关节痛及体重下降等，发热少见。晚期出现发绀，偶可发生肺动脉高压、肺心病和右心功能不全等。

（2）IPF 的急性加重：①近期研究结果表明，每年 5%～10% 的 IPF 患者会发生急性呼吸功能恶化，这些急性发作可继发于一些常见的临床状况，如肺炎、肺栓塞、气胸或心力衰竭。在没有明确诱因下，这种急性呼吸功能恶化被称为"IPF 急性加重"。目前尚不清楚 IPF 急性加重仅仅是一种隐匿的呼吸系统并发症的表现（如肺栓塞、感染），还是 IPF 疾病本身的病理生理学变化导致的病情进展。②IPF 急性加重的诊断标准包括：1 个月内出现不能解释的呼吸困难加重；存在低氧血症的客观证据；影像学表现为新近出现的肺部浸润影；除外其他诊断（如感染、肺栓塞、气胸或心力衰竭）。急性加重可在 IPF 病程的任何时候发生，有时还可是本病的首发症状；临床表现主要为咳嗽加重，发热，伴或不伴有痰量增加。有研究认为，胸部手术和支气管肺泡灌洗术可能诱发 IPF 急性加重，但尚不明确这种情况是真正的 IPF 急性加重还是与操作相关的并发症。③IPF 急性加重的组织学表现为急性或机化性弥漫性肺泡损伤（Diffuse Alveolar Damage，DAD），少数病例表现为远离纤维化区域的相对正常肺组织内的机化性肺炎。极少数情况下，肺活检标本中仅有单纯的 UIP 或仅有 DAD 的机化期改变而无典型 UIP 型表现。

（二）检查

（1）HRCT 是 IPF 诊断流程中的重要组成部分。HRCT 上 UIP 的特征为胸膜下和肺基底部的网格状阴影和蜂窝影，常伴有牵张性支气管扩张，尤其是蜂窝影对 IPF 的诊断有很重要的意义。HRCT 上的蜂窝影指成簇的囊泡样气腔，蜂窝壁边界清楚。囊泡直径在 3～10 mm 之间，偶尔可大至 25 mm。磨玻璃影常见，但病变范围少于网格状影。胸腔积液，则提示 UIP 型病变可能由其他疾病所致。HRCT 上出现大量微结节、气体陷闭、非蜂窝样囊泡、大量磨玻璃样改变、肺实变或者病变以沿支气管血管束分布为主，应该考虑其他诊断。部分患者可伴纵隔淋巴结轻度增大（短径通常＜1.5 cm）。

HRCT 诊断 UIP 的阳性预测值为 90%～100%。若 HRCT 无蜂窝影，但其他影像特征符合 UIP 标准，定义为可能 UIP，需进行外科肺活检确诊。HRCT 不符合 UIP 型的患者，外科肺活检的病理表现仍有可能是 UIP 型表现。

根据 HRCT 表现进行 IPF 诊断分级如下：

"典型 UIP"（符合以下 4 项）：①病灶以胸膜下、基底部为主；②异常网状影；③蜂窝肺伴或不伴牵张性支气管扩张；④缺少第 3 级中任何一项（不符合 UIP 条件）。

"UIP 可能"（符合以下 3 项）：①病灶以胸膜下、基底部为主；②异常网状影；③缺少第 3 级中任何一项（不符合 UIP 条件）。

"不符合 UIP"（具备以下 7 项中任何 1 项）：①病灶以中上肺为主；②病灶以支气管周围为主；③广泛的毛玻璃影（程度超过网状影）；④多量的小结节（两侧分布，上肺占优势）；⑤囊状病变（两侧多发，远离蜂窝肺区域）；⑥弥漫性马赛克征/气体陷闭（两侧分布，3 叶以上或更多肺叶受累）；⑦支气管肺段/叶实变。

（2）组织病理。UIP 的组织病理学特征和主要诊断标准：低倍镜下病变的不均一性，即瘢痕形成和蜂窝样改变的纤维化区域与病变轻微或正常的肺实质区域交替出现。病变主要位于胸膜下和间隔旁的肺实质，一般情况下炎症反应轻，表现为淋巴细胞和浆细胞在肺间质中的斑片状浸润伴Ⅱ型肺泡上皮细胞和细支气管上皮细胞增生。纤维化区域主要由致密胶原组成，伴上皮下散在的成纤维母细胞灶。蜂窝样改变区域由囊状纤维化气腔构成，这些气腔内衬细支气管上皮细胞，充满黏液和炎症细胞。纤维化和蜂窝样改变区域的间质内常有平滑肌上皮细胞化生。病理学上需要与 UIP 鉴别的疾病相对较少，尤其是病理改变符合 UIP 型表现时。主要的鉴别诊断在于与其他可引起 UIP 样病变的疾病的鉴别，如结缔组织疾病、慢性外源性过敏性肺泡炎和尘肺（尤其是石棉肺）。"不可分类的纤维化"指肺活检标本镜下表现为纤维化，但不符合上述 UIP 型的诊断标准；若其镜下表现缺乏典型的某些疾病（如外源性过敏性肺泡炎、结节病等）的组织病理学特征，但有典型的 IPF 的临床表现和影像学表现时，经仔细的多学科讨论后仍有可能诊断为 IPF。

UIP 病理诊断标准分级：分为典型 UIP、可能 UIP、疑似 UIP 和非 UIP 4 个等级：①"典型 UIP"，满足以下 4 条：a. 明显结构破坏和纤维化，伴或不伴胸膜下蜂窝样改变；b. 肺实质呈现斑片状纤维化；c. 现成纤维细胞灶；d. 缺乏不支持 UIP 诊断特征（非 UIP）。②"可能 UIP"，满足以下条件中的 3 条：a. 明显结构破坏和纤维化，伴或不伴胸膜下蜂窝样改变；b. 缺少斑片受累或成纤维细胞灶，但不能二者均无；c. 缺乏不支持 UIP 诊断的特征（非 UIP）；d. 仅有蜂窝肺改变。③"疑似 UIP"，满足以下 3 条：a. 斑片或弥漫肺实质纤维化，伴或不伴肺间质炎症；b. 缺乏典型 UIP 的其他标准；c. 缺乏不支持 UIP 诊断的依据（非 UIP）。④"非 UIP"，满足以下任 1 条：a. 透明膜形成；b. 机化性肺炎；c. 肉芽肿；d. 远离蜂窝区有明显炎性细胞浸润；e. 显著的气道中心性病变；f. 支持其他诊断的特征。

（3）肺功能检查：IPF 的肺功能检测在判断、检测疾病进展、估计预后方面意义重大。典型肺功能改变为限制性通气功能障碍，表现为肺总量（TLC）、功能残气量（Functional Residual Capacity，FRC）和残气量（Residual Volume，RV）下降。1 秒钟用力呼气容积/用力肺活量（FEV_1/FVC）正常或增加。单次呼吸法一氧化碳弥散（DL_{CO}）降低，即在通气功能和肺容积正常时，DL_{CO} 也可降低。

（4）血气检测：IPF 的血气检测在判断、检测疾病进展、估计预后方面意义重大。IPF 患者的通气/血流比例失调，PaO_2、$PaCO_2$ 下降，肺泡动脉血氧分压差 $[P(A\text{-}a)O_2]$ 增大。

（5）肺泡灌洗液检查：BAL 的细胞学分析可能有助于诊断某些特定类型的 ILD。对疑诊 IPF 的患者，BALF 最主要的作用是排除慢性外源性过敏性肺泡炎；BALF 中淋巴细胞增多（≥40%）时应该考虑慢性外源性过敏性肺泡炎的可能。因此，绝大多数 IPF 患者的诊断流程中不应该进行 BALF 细胞学分析，但可能适用于少数患者。

（6）经支气管镜肺活检（Trans Bronchial Lung Biopsy，TBLB）：TBLB 有助于某些疾病的诊断（例如结节病等肉芽肿性疾病），但 HRCT 表现为 UIP 型时，可以大致排除这些疾病。对于怀疑 UIP 而需要进行组织病理学分析的病例，TBLB 的特异度和阳性预测值尚不明确。虽然 TBLB 的标本有时可以见到 UIP 的组织学特征，但对 UIP 诊断的敏感度和特异度尚不明确，TBLB 的取材部位和取样数目也不明确。因此，绝大多数 IPF 患者的诊断评价中不应该使用经支气管镜肺活检，但可能适用于少数患者。

（7）结缔组织疾病相关血清学检查：关于血清学筛查对疑诊 IPF 患者的

评估价值，目前尚无明确的研究结论。结缔组织疾病可以出现 UIP 型表现，绝大多数疑诊的 IPF 患者应该进行与结缔组织疾病相关的血清学检测，但可能不适用于少数患者。

（三）病因诊断

部分慢性外源性过敏性肺泡炎的表现与 IPF 很相似，需要特别注意通过全面评价来明确该患者是否有慢性外源性过敏性肺泡炎的可能。BALF 中淋巴细胞增多（≥40％）提示该病的存在，进一步调查患者的环境暴露因素，必要时安排外科肺活检。符合结缔组织疾病诊断标准的患者不能诊断 IPF。目前没有临床或血清学特征性表现的年轻患者，尤其是年轻女性，可能在以后的观察中逐渐表现出结缔组织疾病的临床特征。所以，对于较年轻（＜50 岁）的患者，需高度警惕存在结缔组织病的可能。

（四）诊断注意事项

IPF 需要与脱屑型间质性肺炎（Desquamative Interstitial Pneumonia，DIP）、急性间质性肺炎（Acute Interstitial Pneumonitis，AIP）、慢性外源性过敏性肺泡炎、非特异性间质性肺炎（Non Specific Interstitial Pneumonia，NSIP）、特发性闭塞性机化性肺炎（Bronchiolitis Obliterans With Organizing Pneumonia，BOOP）相鉴别。

1. 脱屑型间质性肺炎

男性多发，绝大多数为吸烟者。起病隐袭、干咳、进行性呼吸困难。半数患者有杵状指（趾）。肺功能呈限制性通气功能障碍，弥散功能降低，但不如 IPF/UIP 显著。RBILD 临床表现同 DIP，杵状指（趾）相对少见。DIP 最显著的病理学改变是肺泡腔内肺泡巨噬细胞（Alveolar Macrophage，AM）均匀分布，见散在多核巨细胞。与此相伴的是轻、中度肺泡间隔增厚，伴少量炎性细胞浸润，无明显的纤维化和成纤维细胞灶。低倍镜下病变均匀分布，时相一致，与 UIP 分布多样性形成鲜明对比。AM 聚积以细支气管周围气腔为主，而远端气腔不受累时，这一病理便称为 RBILD。影像学早期出现双肺磨玻璃样改变，后期出现线状、网状、结节状间质影像，通常不出现蜂窝样改变。RBILD 患者，HRCT 出现网状结节影，未见磨玻璃影。

2. 急性间质性肺炎

病因不明，起病急剧，临床表现为咳嗽、严重呼吸困难，很快进入呼吸衰竭。多数病例发病前有"感冒"样症状，半数以上患者发热。病理学表现为弥漫性肺泡损伤（DAD）机化期改变。影像学表现为双侧弥漫性网状、细结节及磨玻璃样阴影，急骤进展可融合成斑片乃至实变影。

3. 非特异性间质性肺炎

可发生于任何年龄，男多于女，主要表现为咳嗽、气短，少数患者有发热。病理学表现为肺泡壁明显增厚，呈不同程度的炎症和纤维化，病变时相一致，但缺乏 UIP、DIP 或 AIP 的特异性改变。肺泡结构破坏较轻，肺泡间隔内由淋巴细胞和浆细胞混合构成的慢性炎症细胞浸润是 NSIP 的特点。影像学显示双侧间质性浸润影，双肺斑片磨玻璃阴影是本病 CT 特征性所见。

4. 慢性外源性过敏性肺泡炎

急性期暴露于大量抗原物质后 4～6 h 后出现咳嗽、寒战和肌肉疼痛，症状可持续 8～12 h，白细胞总数和嗜酸粒细胞计数增加。亚急性期为吸入少量抗原后发生的亚急性过敏性肺泡炎，其临床症状极似慢性支气管炎。慢性期为长期暴露在抗原下，可发生不可逆的肺部纤维化。病理学病变主要累及肺泡、肺泡间隔、血管和终末细支气管，其病理改变与病期有关。①急性期：肺泡壁和细支气管壁水肿，有大量淋巴细胞浸润，浆细胞也明显增加，尚有单核细胞、组织细胞，而嗜酸粒细胞浸润较少。2 周左右水肿消退，大量瘤样上皮性肉芽肿和朗格汉斯细胞产生，许多肉芽肿被胶原纤维包裹。肺肉芽肿为急性期典型病变。②慢性期：以间质纤维化、肺泡壁淋巴细胞浸润、胶原纤维增生为主，尤其在细支气管和所属小动脉有时因肌纤维和内皮细胞增生而增厚。而肉芽肿病变此时基本消失。支气管肺泡灌洗显示中淋巴细胞比例增高，IgG 和 IgM 的比例也增高。血清学检查阴性患者，可做激发试验。肺功能典型改变为限制性通气障碍。影像学早期或轻症患者可无异常发现，有时临床表现和 X 线改变不相一致。典型病例急性期在中、下肺野见弥漫性肺纹理增粗，或细小、边缘模糊的散在小结节影。病变可逆转，脱离接触后数周阴影吸收。慢性晚期，肺部呈广泛分布的网织结节状阴影，伴肺体积缩小。常有多发性小囊性透明区，呈蜂窝肺。怀疑本病因仔细询问接触史，行血清沉淀抗体测定，支气管肺泡灌洗、肺功能检查等进行综合分析，必要时行肺活检。

5. 特发性闭塞性机化性肺炎

多发于 40～60 岁，最常见症状是持续性干咳，其次为轻度呼吸困难和体重减轻。约有 1/3 的患者表现为咽痛、发热、乏力等流感样症状，约 2/3 的患者肺部可闻及爆裂音。病理学病变主要累及终末和呼吸性细支气管、肺泡管，管壁内常有单核细胞浸润，管腔内则可有水肿性肉芽组织充填，肉芽组织栓内常有巢状慢性炎症细胞浸润。肺功能主要表现为限制性通气功能障碍和弥散功能障碍，很少表现为阻塞性通气功能障碍。影像学检查表现无特异性，多种多样。典型改变是双侧斑片状或磨玻璃样肺泡性浸润影，可呈游走性，类似肺嗜酸细胞增多症。有时也可呈孤立性肺炎型，或弥漫性间质性肺炎型。开胸肺活检对确诊 BOOP 有重要价值。

二、临床分型

IPF 临床无分型。根据静息状态下的肺功能结果和（或）影像学的病变程度，把 IPF 分为"轻度""中度""重度"以及"早期"和"晚期"，但目前尚不明确上述分期是否与临床决策直接相关。

第三节 特发性肺纤维化的临床用药

一、药物治疗原则

目前尚无治疗 IPF 的有效药物，但一些临床药物试验的结果提示某些药物可能对 IPF 患者有益。用于治疗 IPF 的药物有糖皮质激素、免疫抑制剂、秋水仙碱、环孢素、干扰素、抗氧化药物（乙酰半胱氨酸）、抗凝药物和降低肺动脉压等。目前尚缺乏足够证据支持应该常规使用这些药物治疗。

二、药物选择

根据患者病情及委员会推荐级别，对一些治疗的推荐意见是弱反对，表明这些治疗的收益与风险尚不明确，还需要更高质量的研究结果来证实。弱反对的药物可能适用于一些特定的患者，对于充分知情并强烈要求药物治疗的患者，推荐选用这些弱反对的药物。

（1）IPF 患者不应该接受糖皮质激素单药、秋水仙碱以及环孢素治疗（强推荐，很低质量证据）。

（2）IPF 患者不应该接受糖皮质激素与免疫抑制剂（如硫唑嘌呤、环磷酰胺）的联合治疗（强推荐，低质量证据）。

（3）多数 IPF 患者不应该接受糖皮质激素、硫唑嘌呤及乙酰半胱氨酸联合治疗，不应该接受乙酰半胱氨酸单药治疗，但对于少数患者可能是合理的治疗措施（弱推荐，低质量证据）。

（4）IPF 患者不应该接受干扰素 γ-1b 治疗（强推荐，高质量证据）。

（5）IPF 患者不应该接受波生坦、益赛普治疗（强推荐，中等质量证据）。

（6）多数 IPF 患者不应该接受抗凝治疗，但对少数患者抗凝治疗可能是合理的选择（弱推荐，很低质量证据）。

（7）多数 IPF 患者不应该接受吡非尼酮治疗，但对少数患者该药物可能是合理的选择（弱推荐，低－中等质量证据）。

三、特发性肺纤维化复发的预防与治疗

特发性肺纤维化因原因不明，可能的高危因素有吸烟、环境暴露、微生物感染、胃食管反流和遗传因素。因此，戒烟、避免危险环境暴露、避免反复感染、积极治疗反流性食管炎等可能有助于 IPF 的预防和急性加重。

四、特发性肺纤维化并发症和伴发疾病的治疗

IPF 患者的常见并发症和伴发疾病越来越受到人们的关注，主要包括 IPF 急性加重、肺动脉高压、胃食管反流、肥胖、肺气肿和阻塞性睡眠呼吸暂停。目前尚不明确治疗这些伴发的疾病是否会影响 IPF 患者的预后。

（一）IPF 急性加重

多数 IPF 急性加重时应该接受糖皮质激素治疗，但对少数患者来说，糖皮质激素治疗可能是不合理的选择（弱推荐，很低质量证据）。

（二）IPF 合并肺动脉高压

多数 IPF 患者不应该接受针对肺动脉高压的治疗，但对少数患者来说可能是合理的选择（弱推荐，很低质量证据）。

（三）反流性食管炎

多数 IPF 患者应该接受针对无症状胃食管反流的治疗，但对少数患者来说可能是不合理的选择（弱推荐，很低质量证据）。

（四）肥胖、肺气肿和阻塞性睡眠呼吸暂停

迄今为止，尚无 IPF 患者伴发肥胖、肺气肿和阻塞性睡眠呼吸暂停治疗方面的研究资料，因此无法给予推荐意见。

五、特发性肺纤维化姑息治疗

姑息治疗旨在减轻患者症状和减少痛苦，而不是治疗疾病。姑息治疗的目标是减轻患者生理与精神上的痛苦，为患者及其家属提供心理与精神上的支持。这些治疗措施均需个体化，是疾病辅助治疗的一部分。

IPF 患者咳嗽和呼吸困难等症状的恶化很常见且疗效差。有限的研究结果提示，糖皮质激素和沙利度胺可能缓解 IPF 患者的慢性咳嗽；慢性阿片类药物可用

于治疗严重呼吸困难和咳嗽，但需要严密监测药物不良反应。

六、特发性肺纤维化及其并发症治疗处方举例

(一) 特发性肺纤维化用药方案

方案1：泼尼松片0.5 mg/（kg·d），口服，1次/d，4周；0.25 mg/（kg·d），口服，1次/d，8周；0.125 mg/（kg·d），口服，1次/d，维持量。硫唑嘌呤片2～3 mg/（kg·d），口服，1次/d；或环磷酰胺片2 mg/（kg·d），口服，2～3次/d。乙酰半胱氨酸泡腾片600 mg，冲服，1～3次/d。

适用范围：适用于确诊特发性肺间质纤维化，没有合并感染。在家属及患者充分知情并强烈要求下可酌情使用。

注意事项：年龄＞70岁，极度肥胖，伴随心脏病、糖尿病和骨质疏松症，则不适于联合治疗；环磷酰胺开始剂量25～50 mg，每7～14 d增加25 mg，直至最大量150 mg/d；硫唑嘌呤最大量150 mg/d。服药期间注意补钙和维生素D，注意复查血常规。

疗程：半年。如果在6～12个月病情恶化，应停药或改变治疗方案。比如用环磷酰胺替换硫唑嘌呤，如病情好转或稳定则继续联合治疗，药物剂量不变。治疗满18个月后，进一步治疗应该个体化，是否继续治疗需根据临床反应和患者的耐受性作决定。

评价：临床不常用治疗方案，费用较低。

方案2：乙酰半胱氨酸泡腾片600 mg，冲服，1～3次/d。

适用范围：适用于确诊特发性肺间质纤维化，在家属及患者充分知情并强烈要求下可酌情使用。

注意事项：温水冲服，最好间隔几分钟后服用其他药物。患有支气管哮喘的患者在治疗期间应密切观察病情，如有支气管痉挛发生应立即终止治疗。

疗程：1年以上，可长期服用。

评价：临床不常规应用治疗方案，费用较低。

(二) 特发性肺纤维化急性加重期用药方案

方案：泼尼松片0.5 mg/（kg·d），口服，1次/d，4周；0.25 mg/（kg·d），口服，1次/d，8周。0.125 mg/（kg·d），口服1次/d，维持量。硫唑嘌呤片2～3 mg/（kg·d），口服，1次/d；或环磷酰胺片2 mg/（kg·d），口服，2～3次/d。乙酰半胱氨酸泡腾片600 mg，冲服，1～3次/d。

适用范围：适用于确诊特发性肺间质纤维化，患者处于急性期或活动期，没有合并感染。在家属及患者充分知情并强烈要求下可酌情使用。

注意事项：年龄＞70岁，极度肥胖，伴随心脏病、糖尿病和骨质疏松症，则不适于联合治疗；环磷酰胺开始剂量 25～50 mg，每 7～14 d 增加 25 mg，直至最大量150 mg/d；硫唑嘌呤最大量 150 mg/d。服药期间注意补钙和维生素 D，注意复查血常规。

疗程：半年。如果在 6～12 个月病情恶化，应停药或改变治疗方案。比如用环磷酰胺替换硫唑嘌呤，如病情好转或稳定则继续联合治疗，药物剂量不变。治疗满 18 个月后，进一步治疗应该个体化，是否继续治疗需根据临床反应和患者的耐受性作决定。

评价：临床不常规使用的治疗方案，费用较低。

第八章

肺血栓栓塞症

第一节　肺血栓栓塞症概述

一、相关概念

（一）肺栓塞

以各种栓子阻塞肺动脉系统为其发病原因的一组疾病或临床综合征的总称，包括肺血栓栓塞、脂肪栓塞、羊水栓塞和空气栓塞等。

（二）肺血栓栓塞症

肺血栓栓塞是肺栓塞的一种类型，是来自静脉系统或者右心的血栓阻塞肺动脉或其分支所致的疾病。肺血栓栓塞症为肺栓塞最常见的类型，占肺栓塞中的绝大多数，通常所说的肺栓塞即指肺血栓栓塞症。故本章以肺血栓栓塞症为代表，介绍肺栓塞的有关内容。

二、诊断标准

肺栓塞的诊断程序一般包括疑诊、确诊和求因 3 个步骤。

（一）根据临床情况疑诊（疑诊）

如患者出现呼吸困难、胸痛、晕厥、休克，或伴有单侧或双侧不对称性下肢肿胀、疼痛等临床症状、体征，特别是存在危险因素的病例出现上述症状和体征时，应进行如下检查：血浆 D－二聚体、动脉血气分析、心电图、X 线胸片、超声心动图和下肢深静脉超声检查。

（二）对疑诊病例进一步明确诊断（确诊）

肺血栓栓塞症的确诊检查，包括螺旋 CT、放射性核素肺通气/血流灌注扫描、磁共振显像和肺动脉造影，其中 1 项阳性即可明确诊断。

（三）寻找成因和危险因素（求因）

明确有无深静脉血栓，寻找发生深静脉血栓和肺血栓栓塞症的诱发因素。

三、肺血栓栓塞症的临床表现

（一）症状

呼吸困难及气促；胸痛；晕厥；烦躁不安、惊恐，甚至濒死感；咯血；咳嗽、心悸等。

（二）体征

（1）呼吸系统体征：呼吸急促最常见。

（2）循环系统体征：心动过速；血压变化；颈静脉充盈或异常搏动；肺动脉瓣区第二心音亢进或分裂，三尖瓣区收缩期杂音。

（3）其他：可伴发热，多为低热。

（三）深静脉血栓的症状与体征

在考虑肺栓塞诊断的同时，必须注意是否存在下肢深静脉血栓。其主要表现为患肢肿胀、周径增粗、疼痛或压痛、皮肤色素沉着，行走后患肢易疲劳或肿胀加重。但是半数以上的患者无自觉症状和明显体征。

四、肺血栓栓塞症的流行病学

肺血栓栓塞症的发病率较高，病死率亦高。西方国家的年发病率约为 0.5‰。美国肺血栓栓塞症的年新发病例数为 23.7 万，欧盟国家肺血栓栓塞症患者为 43.5 万。未经治疗的肺血栓栓塞症的病死率为 25％～30％。随着诊断意识和检查技术的提高，我国肺栓塞的确诊例数明显增加。但由于其发病较为隐匿，症状缺乏特异性，临床的漏诊和误诊现象仍较高。

第二节　肺血栓栓塞症的预防与治疗

一、肺血栓栓塞症的危险因素及预防

（一）危险因素

1. 原发性危险因素

由遗传变异引起。

2. 继发性危险因素

后天获得的病理和病理生理改变。

(二) 预防

1. 机械预防措施

使用加压弹力袜、下肢间歇序贯加压充气泵和下腔静脉滤器。

2. 药物预防措施

皮下注射小剂量肝素、低分子肝素和口服华法林。

二、肺血栓栓塞症的治疗

(一) 非药物治疗

1. 一般处理

严密监护，监测呼吸、心率、血压、静脉压、心电图及动脉血气的变化；卧床休息，保持大便通畅；采用经鼻导管或面罩吸氧。

2. 肺动脉血栓摘除术

仅适用于经积极的内科治疗无效的紧急情况。

3. 肺动脉导管碎解和抽吸血栓

适应证为肺动脉主干或主要分支的大面积肺血栓栓塞，并存在以下情况者：溶栓和抗凝治疗禁忌；经溶栓或积极的内科治疗无效；缺乏手术条件。

4. 放置静脉滤器

置入滤器后如无禁忌证，宜长期口服华法林抗凝，定期复查有无血栓形成。

5. 慢性血栓栓塞性肺动脉高压的治疗

若阻塞部位处于手术可及的肺动脉近端，可考虑行肺动脉血栓内膜剥脱术；口服华法林 3.0～5.0mg/d，根据 INR 值调整剂量，将 INR 值控制在 2.0～3.0 之间；反复下肢深静脉血栓脱落者，可放置下腔静脉滤器。

(二) 药物治疗

肺血栓栓塞症的药物治疗主要包括溶栓、抗凝和对症支持治疗。

第三节　肺血栓栓塞症的临床用药

一、概述

（一）对症支持治疗

对于有焦虑和惊恐症状的患者可适当使用镇静剂，如地西泮。发热者可给予对乙酰氨基酚，咳嗽者可给予复方甘草合剂。对于出现右心功能不全但血压正常者，可使用多巴酚丁胺和多巴胺；若出现血压下降，可增大剂量或使用其他血管加压药物，如去甲肾上腺素等。

（二）溶栓治疗

肺血栓栓塞症患者进行溶栓治疗时，应注意绝对禁忌证和相对禁忌证。

1. 绝对禁忌证

活动性内出血、近期自发性颅内出血。

2. 相对禁忌证

2周内曾行大手术、分娩、器官活检或不能压迫止血部位的血管穿刺；2个月内发生过缺血性脑卒中；10 d内发生过胃肠道出血；15 d内发生过严重创伤；1个月内曾行神经外科或眼科手术；难以控制的重度高血压（收缩压＞180mmHg，舒张压＞110mmHg）；近期曾行心肺复苏；血小板计数＜100×10^9/L；妊娠；细菌性心内膜炎；严重肝肾功能不全；糖尿病出血性视网膜病变等。对于致命性大面积肺血栓栓塞症，上述绝对禁忌证亦应被视为相对禁忌证。

（三）抗凝治疗

疑诊时，即可开始抗凝治疗。应注意是否存在抗凝的禁忌证，如活动性出血、凝血功能障碍、未予控制的严重高血压等。对确诊患者，大部分禁忌证属相对禁忌证。抗凝血药物主要有普通肝素、低分子肝素和华法林。抗血小板药物的抗凝作用不能满足肺栓塞的抗凝要求。

二、国家基本药物品种

（一）西药

国家基本药物目录中未单独列出治疗肺栓塞的药物。基本药物目录中的溶栓药、抗凝药可用于肺栓塞的治疗。

（二）中成药

国家基本药物目录中未单独列出治疗肺栓塞的药物。基本药物目录中有关活血通络、益气补血、化瘀止痛、清热解毒、气血兼顾的中药均可用于肺栓塞的治疗。

三、国家基本药物合理使用

（一）溶栓药

主要适用于大面积肺血栓栓塞症病例，对于次大面积肺血栓栓塞症，若无禁忌证可考虑溶栓，对于血压和右心室运动功能均正常的病例不宜溶栓。溶栓的时间窗一般定为 14 d 以内，但若近期有新发肺血栓栓塞症征象可适当延长。溶栓应尽可能在确诊的前提下慎重进行。对有明确溶栓指征的病例宜尽早开始溶栓。常用的溶栓药物有尿激酶、链激酶和重组组织型纤溶酶原激活剂（国家基本药物未收载）。

（二）抗凝药

可通过影响凝血过程的不同环节阻止血液凝固，临床主要用于防治血栓形成和肺栓塞。临床疑诊肺血栓时，即可开始抗凝治疗。

第九章

支气管扩张症

第一节　支气管扩张症概述

一、基本概念

支气管扩张症是指由支气管及周围肺组织的慢性炎症使支气管的管壁肌肉和弹性组织破坏，导致管腔不可逆性扩张、变形。临床表现为慢性咳嗽伴大量脓痰和反复咯血。大多数继发于急慢性呼吸道感染和支气管阻塞，尤其是儿童和青年时期麻疹、百日咳后的支气管肺炎。随着人民生活的改善，麻疹、百日咳疫苗的预防接种，以及抗菌药物的临床应用，已使本病的发病率大为减少。

二、诊断标准

（一）诊断要点

支气管扩张症可发生于任何年龄，常发生于青少年。其症状有时在疾病晚期开始出现，甚或不出现症状。症状通常在呼吸道感染后出现，并随时间推移而逐渐加重。咳嗽通常发生于早晨和晚上，咯血为常见症状，也可为首发或唯一的症状。

（1）可有麻疹、百日咳、流感后肺炎或多次发生肺炎、肺结核纤维化病源或支气管内膜结核伴肺不张的病史。

（2）慢性咳嗽，咳脓性痰，于变换体位时易咳出。感染时有发热等全身中毒症状。

（3）反复咯血。

（4）可有肺部固定性湿啰音，感染时尤为明显，部分患者有杵状指（趾）。

（5）继发感染时血白细胞及中性粒细胞增高，血沉增快。

（6）痰培养有致病菌生长，结核性支气管扩张有时痰结核分枝杆菌可为阳性。

（7）胸部 X 线检查：患侧可有肺纹理增粗、紊乱，囊状支气管扩张可见蜂窝状（卷发状）阴影，继发感染时病变区可有斑片状炎性阴影。病变多见于下叶，轻症者一般无异常发现。

（8）支气管碘油造影发现有柱状、囊状或囊柱状扩张改变可确诊。

（9）胸部 CT 检查有助于诊断。

（10）呼吸功能检查提示阻塞性通气障碍。

（二）病情严重程度

支气管扩张症是常见的气管、支气管黏膜及其周围组织的慢性化脓性炎症。由于慢性炎症破坏管壁，最终导致支气管管腔扩张和变形。大多数患者具有长期咳嗽和咳痰，咳痰的量和性状取决于病情轻重及是否合并感染。临床严重度有时可用痰量估计：轻度<10ml/d，中度 10～150ml/d，重度>150ml/d。

三、临床表现及并发症

（一）临床表现

（1）慢性咳嗽伴大量脓性痰：痰量与体位改变有关，如晨起或入夜卧床时咳嗽痰量增多。呼吸道感染急性发作时，黄绿色脓痰明显增加，1 d 数百毫升，若有厌氧菌混合感染，则有臭味。

（2）反复咯血：50％～70％的患者可反复发生咯血，程度不等，从痰中带血至大量咯血，咯血量与病情严重程度、病变范围有时不一致。

（3）反复肺部感染：反复继发肺部感染，支气管引流不畅，痰不易咳出，炎症扩展到病变周围的肺组织，出现高热、咳嗽加剧、胸闷、胸痛等症状。

（4）慢性感染中毒症状：如反复感染，可出现发热、乏力、食欲减退、消瘦、贫血等全身症状，儿童可影响发育。

（5）慢性重症支气管扩张的肺功能严重障碍时，稍活动即有气急、发绀，伴有杵状指（趾）。

（二）并发症

支气管扩张症反复发生感染导致病程进行性加重，可并发引起肺炎、肺脓肿、脓胸、脓气胸，弥漫性支气管扩张的患者可出现喘息和呼吸困难，亦可合并慢性支气管炎、肺气肿或哮喘，甚至肺纤维化。晚期出现胸膜炎、心包炎及肺源性心脏病，甚至心力衰竭。

四、流行病学

由于支气管扩张症最终需支气管造影影像学及解剖学结果确诊，无法普查，据初步统计约占呼吸系统疾病的 20%。儿童与青年期发病多，男性多于女性。最常见的原因为慢性或反复发生的感染，而免疫功能异常，可引起支气管结构或纤毛清除黏液功能受损，支气管阻塞等，导致患者易于感染而发生支气管扩张。少数患者可因吸入有毒物质损害支气管壁而发病。支气管扩张也可能由于先天发育障碍及遗传因素引起，但较少见。另有约 30%的支气管扩张患者病因未明。

第二节　支气管扩张症的预防与治疗

一、支气管扩张症危险因素及预防

积极防治呼吸道感染（尤其是幼年期）对预防支气管扩张的发生具有重要意义。针对麻疹和百日咳的儿童免疫接种有助于减少支气管扩张症。每年接种流感疫苗可预防流感所致的阻塞性病变。肺炎疫苗可预防特定类型的肺炎及其严重并发症。对感染（如肺炎和结核）患者，早期应用抗菌药物治疗可预防支气管扩张或降低其严重程度。免疫球蛋白缺乏者，应用免疫球蛋白可预防复杂的反复感染。适当应用抗炎药物，如糖皮质激素，尤其对过敏性支气管肺曲霉病患者，可预防支气管受损而避免发生支气管扩张症。

日常生活中戒烟、避免吸入有毒浓烟、刺激性气体及有害粉尘，保持呼吸道通畅，注意引流排痰。对气道异物吸入患者应进行仔细检查，积极治疗神经疾病（如意识障碍）、胃肠道症状（如吞咽困难、反胃或进食后咳嗽）。坚持适当体育锻炼，增强体质，提高抗病能力，预防上呼吸道感染，可有助于预防支气管扩张发作或降低其严重程度。

二、支气管扩张症的治疗

(一) 治疗的策略

1. 保持呼吸道通畅

(1) 体位引流：根据病变部位采用相应体位。患肺位置抬高引流，支气管开口向下使痰液流入大支气管和气管，经咳嗽而排出。

(2) 祛痰剂：有助于帮助恢复纤毛摆动功能并使黏稠痰液变稀薄，有利于咳出。

（3）雾化吸入：可稀释分泌物，使其易于排出，促进引流，有利于控制感染。

（4）纤维支气管镜引流排痰：对那些经体位引流但痰液仍不能排出的患者是一种有效的治疗措施。

2．积极控制感染

应根据病情、痰培养、药敏试验结果，以及对肺组织和气道分泌物的穿透力选用抗感染药物。病情较轻者以口服为主，较重者采用静脉用药，经纤维支气管镜局部灌洗可有显著疗效。

3．并发咯血的处理

止血药物垂体后叶素具有强烈的血管收缩作用，对大咯血通常主张连续用药，避免仅单次大剂量用药，有效后逐渐减量。高血压、冠心病和妊娠者慎用。

（二）治疗目标

是控制急性加重，纠正和消除潜在的基础疾病，提高气道分泌物清除功能，消除或减少定植和感染细菌负荷，控制炎性反应，逆转气道阻塞；预防和治疗并发症，减缓疾病的进展；改善患者的活动耐力和健康状态，提高其生活质量。

（三）非药物治疗

注意保持呼吸通畅。具有较多分泌物的患者，每天进行数次体位引流、拍背、胸部叩击等物理治疗，有助于清除气道分泌物，减少痰液在气道及肺支气管内的积聚，除去细菌生长繁殖的场所，是控制感染的主要环节。临床上可采用支气管动脉栓塞术治疗。如果支气管扩张为局限性，且反复大咯血时，经充分休息和抗菌药物等保守治疗不能缓解仍顽固反复发作者，心肺功能无严重障碍者，必要时可做肺叶切除手术。

（四）药物治疗

支气管扩张症不是一种独立的疾病，多种直接或间接影响支气管壁防御功能的疾病均可导致支气管扩张症加重。药物治疗主要是应用祛痰药促进分泌物排出；急性感染时，根据病原菌选用合适的抗感染药物治疗；咯血时应尽快使用止血药。在控制临床症状的同时，营养、吸氧等支持疗法也是不可缺少的。

第三节　支气管扩张症的临床用药

一、概述

（一）药物治疗的特点

支气管扩张症起病缓慢，病程长，常反复发作，长期用药也不可能使扩张的支气管恢复。治疗主要是缓解急性加重症状，针对感染、分泌物、气道阻塞和并发症进行支持和对症治疗。

（二）药物的治疗原则

支气管扩张症的药物治疗主要是湿化呼吸道及应用祛痰药物，促进呼吸道痰液引流，并根据病原菌全身给予抗菌药物，积极控制呼吸道感染，必要时亦可进行支气管冲洗局部给药。如环甲膜穿刺滴入抗生素及湿化液，体位引流后雾化吸入抗生素，经纤维支气管镜吸出痰液后注入抗生素等，可提高抗菌效果。咯血是支气管扩张症的常见症状，且为威胁生命的主要原因，大咯血时必须积极抢救，防止窒息。

（三）药物的选择依据

（1）首先应给予祛痰剂，使痰液变稀薄，容易咳出，以减轻支气管感染和全身毒性反应。清除痰液有时较抗感染药物治疗更易见效。

（2）有发热、咳脓痰等化脓性感染时，根据药敏试验及具体病情选择有效抗菌药物。引起感染的常见病原体为铜绿假单胞菌、金黄色葡萄球菌、流感嗜血杆菌、肺炎链球菌和卡他莫拉菌。疗程以控制感染为度，即全身中毒症状消失，痰量及脓性成分减少即可停药。不宜长期使用抗菌药物，以免发生真菌感染等不良反应。

（3）对于慢性咳脓痰的患者，可更长疗程地使用抗菌药物，或间断并规则使用单一抗菌药物以及轮换使用抗菌药物。

（4）咯血时，根据病情、有无禁忌证选用垂体后叶素等止血药物。

（5）血氧含量较低时，给予氧疗有助于预防并发症，如肺心病。

（6）对心力衰竭者，可给予利尿剂消除水肿。

（7）对喘息和呼吸困难者，支气管扩张剂可改善气流受限，伴有气道高反应及可逆性气流受限的患者常有明显疗效。

（8）对活动性肺结核伴支气管扩张者应积极抗结核治疗。

（四）其他药物治疗

在肺功能检查时发现有气道堵塞者，使用支气管扩张剂后症状改善的，可继续用药，无效的可使用泼尼松，用后如主观症状无改善，可停药。雾化吸入重组脱氧核糖核酸酶，可通过阻断中性粒细胞释放 DNA 降低痰液黏度。

二、国家基本药物品种（表 9-1）

表 9-1　国家基本药物目录中用于祛痰和治疗咯血的西药品种

名称	英文名称	剂型
溴己新	bromhexine	口服常释剂型
氨溴索	ambroxol	口服常释剂型、口服溶液剂
垂体后叶素	posterior pituitary	注射剂
酚妥拉明	phentolamine	注射液
普鲁卡因	procaine	注射剂

三、国家基本药物合理使用

我国《国家基本药物临床应用指南》和《国家基本药物处方集》（2009 年版）中用于支气管扩张症的治疗药物有祛痰药、抗菌药物和止血药等。

第十章

急性呼吸窘迫综合征

第一节　急性呼吸窘迫综合征概述

一、相关概念

（一）急性呼吸窘迫综合征（Acute Respiratory Distress Syndrome，ARDS)

ARDS 是指由心源性以外的各种致病因素引起的急性呼吸衰竭，以肺泡—毛细血管炎症损伤为主，属于急性肺损伤的严重阶段，常并发多脏器功能衰竭。

（二）急性肺损伤（Acute Lung Injury，ALI)

急性肺损伤和 ARDS 属于同一疾病过程的 2 个阶段，ALI 代表早期病情相对较轻的阶段，而 ARDS 代表后期病情较严重的阶段。

二、诊断标准

中华医学会呼吸病学分会 1999 年制订的诊断标准如下：

（1）有 ALI/ARDS 的高危因素。

（2）急性起病、呼吸频数和（或）呼吸窘迫。

（3）低氧血症：ALI 时动脉血氧分压（PaO_2）/吸入氧分压（FiO_2）≤300；ARDS 时 PaO_2/FiO_2≤200。

（4）胸部 X 线检查显示两肺浸润阴影。

（5）肺动脉楔压（PAWP）≤18mmHg，或临床上能除外心源性肺水肿。

同时符合以上 5 项条件者，可以诊断 ALI 或 ARDS。

三、急性呼吸窘迫综合征的临床表现

（一）起病

大多在原发病起病后 5 d 内发生，约半数发生于 24 h 内。

（二）症状

除原发病的相应症状和体征外，最早出现的症状是呼吸加快、呼吸困难、发绀，且呈进行性加重。其呼吸困难的特点是呼吸深快、费力，不能用通常的吸氧疗法改善，亦不能用其他原发性心肺疾病解释。

（三）体征

早期体征可无异常，或仅闻及少量细湿啰音；后期可闻及水泡音，可有管状呼吸音。

四、急性呼吸窘迫综合征的流行病学

随着现代复苏技术和危重病抢救水平的提高，患者免于早期死亡，发生 ARDS 的几率增加。据统计，ARDS 的发病率为 1.5/10 万～3.5/10 万。大多数文献报道其病死率高于 50%，尤其是老年人和脓毒症导致的 ARDS，其病死率更高。

第二节　急性呼吸窘迫综合征的预防与治疗

一、急性呼吸窘迫综合征的危险因素及预防

（一）危险因素

ALI/ARDS 的高危因素可分为肺内因素和肺外因素。

1. 肺内因素

包括化学因素，如吸入毒气、烟尘、胃内容物等；物理因素，如肺挫伤、放射性损伤等；生物因素，如重症肺炎。

2. 肺外因素

包括休克、创伤、感染。

（二）预防

对存在危险因素的患者，应严密观察、加强监护，当发现肺损伤的表现后，除积极治疗原发病外，可早期给予机械通气。

二、急性呼吸窘迫综合征的治疗

（一）急性呼吸窘迫综合征的治疗原则

与一般急性呼吸衰竭相同。

（二）急性呼吸窘迫综合征的治疗措施

主要治疗措施包括积极治疗原发病、氧疗、机械通气以及调节液体平衡等。

1. 原发病的治疗

治疗的关键是控制原发病，如处理各种创伤、尽早找到感染灶抗感染治疗等。

2. 纠正缺氧

尽快提高 PaO_2。一般高浓度给氧，使 $PaO_2 \geqslant 60mmHg$ 或 $SaO_2 \geqslant 90\%$。轻症患者可用面罩给氧，但多数患者需要机械通气。

3. 机械通气

应尽早进行机械通气。ALI 阶段的患者可用无创正压通气，无效或病情加重时尽快行机械通气。目前，ARDS 的机械通气推荐采用肺保护性通气策略。

4. 液体管理

合理限制液体入量，在血压稳定和保证组织器官灌注的前提下，液体出入量宜轻度负平衡，可使用利尿药促进水肿的消退。

5. 营养支持与监护

提倡全胃肠营养，避免静脉营养引起感染和血栓形成等并发症。患者应入住ICU，监测各项生命指标。

6. 其他治疗

糖皮质激素、表面活性物质、氧自由基清除剂和一氧化氮等在 ARDS 中的治疗价值尚不确定。

第三节　急性呼吸窘迫综合征的临床用药

一、概述

由于 ARDS 的确切发病机制尚不完全清楚，故无相应的特效治疗药物。目前ARDS 的药物治疗主要是对症治疗和支持性治疗。

1. 抗感染

感染是 ARDS 的常见原因，也是 ARDS 的首位高危因素，且 ARDS 又易并发感染，所以除非有明确的其他导致 ARDS 的原因，所有患者均应怀疑感染的可能。

2. 血容量的维持及肺水肿的治疗

出血过多的给予输血。输血滴速宜慢，切忌过量，最好输注新鲜血，库存 1 周以上的血液必须加用微过滤器，避免微血栓的形成。为促进水肿的消退，可使用呋塞米。由于内皮细胞通透性增加，故在早期不宜给予胶体溶液；若有血清蛋白浓度降低，可考虑给予胶体溶液。

3. 糖皮质激素的应用

糖皮质激素具有广泛的抗炎和减轻肺毛细血管通透性的作用，有助于 ARDS 的治疗。但严格的对照研究表明，激素在 ARDS 早期治疗或预防其发生方面均无明确效果。

4. 纠正酸碱和电解质紊乱

与呼吸衰竭时的一般原则相同。

5. 其他药物治疗

（1）肺表面活性物质替代疗法：外源性表面活性物质仅暂时性地升高 ARDS 患者的 PaO_2，实验研究提示与吸入 NO 联合使用可以提高疗效。

（2）氧自由基消除剂和抗氧化剂：过氧化物歧化酶、过氧化氢酶能将过氧化物游离基转化成过氧化氢和氧，从而清除炎症中伴随产生的过氧化物的游离基，发挥抗炎作用。

（3）免疫治疗：通过中和致病因子，对抗炎症介质和抑制效应细胞。目前研究较多的有抗内毒素抗体，抗 TNF、IL-1、IL-6、IL-8 抗体，以及抗细胞黏附分子的抗体或药物。

二、国家基本药物品种

（一）西药

国家基本药物目录中未单独列出关于 ARDS 治疗的药物。基本药物目录中有关抗菌药物、治疗水肿性疾病药物、糖皮质激素等均可用于 ARDS 的治疗。

（二）中成药

国家基本药物目录中未单独列出关于 ARDS 治疗的药物。基本药物目录中有关通腑泻下、活血化瘀、清热解毒、宣肺利水、益气固脱的中药均可以用于 ARDS 的治疗。

三、国家基本药物合理使用

（一）抗菌药物

对于感染引起的 ARDS 应尽早找到感染灶，针对病原菌应用敏感的抗菌药物，且宜选择广谱的抗菌药物，如头孢菌素类和喹诺酮类等。

（二）治疗肺水肿的药物

ARDS 的主要病理改变是肺广泛性充血水肿和肺泡内透明膜形成。因此，肺水肿的治疗是 ARDS 治疗的关键环节之一。利尿药是一类促进体内电解质和水分排出而增加尿量的药物，主要用于治疗水肿性疾病，或与降压药合用治疗高血压。利尿药的作用强度主要由其作用部位决定。根据其作用强度，常用利尿药分为高效利尿药、中效利尿药和低效利尿药。治疗肺水肿，为迅速减少循环血量和升高血浆胶体渗透压，减少微血管滤过液体量，需静脉注射呋塞米等高效利尿药。静脉注射呋塞米还可以扩张静脉，减少静脉回流，在利尿作用发挥前即可减轻肺水肿，但不宜用于血容量不足的患者。

1. 呋塞米

（1）作用机制：主要抑制髓袢升支对 Na^+、Cl^- 的重吸收，对升支的皮质部也有作用。管腔液 Na^+、Cl^- 浓度升高，渗透压梯度降低，肾小管浓缩功能降低，抗利尿激素作用减弱，从而导致水、Na^+、Cl^- 排泄增多。

（2）适应证：本品可用于水肿性疾病、高血压、高钾血症及高钙血症、稀释性低钠血症、抗利尿激素分泌过多症和急性药物中毒。同时，可预防急性肾衰竭。

（3）禁忌证：①低钾血症。②肝性脑病。③超量服用洋地黄。

（4）用法用量：急性肺水肿，20～40mg 加入生理盐水 20～40ml 中，缓慢静脉注射，一般 5～10min 注射完毕。可根据病情连续静脉注射多次。

（5）不良反应：①常见口干、口渴、心律失常、肌肉酸痛、疲乏无力、恶心、呕吐等。还可以引起低血 Na^+、低血 K^+、低血 Ca^{2+}，长期用药可发生低 Cl^- 性碱中毒。②可引起高尿酸血症、高血糖、直立性低血压、听力障碍、视力模糊，有时可发生起立性眩晕等。③极少数病例可发生胰腺炎、中性粒细胞减少、血小板减少性紫癜、皮疹、多形性红斑、肝功能障碍而出现黄疸，长期用药可致胃及十二指肠溃疡。

（6）药物相互作用：①多巴胺增强本药的利尿作用。②与氯贝丁酯合用，两药的作用均增强。③本药可加强非去极化肌松药的作用（如筒箭毒碱）。④与两性霉素 B、氨基糖苷类合用，肾毒性和耳毒性增加；可增强头孢噻啶、头孢噻吩和头孢乙腈的肾脏毒性。⑤与洋地黄类强心苷合用易致心律失常。⑥肾上腺皮质激素、促肾上腺皮质激素及雌激素能降低其利尿作用，并增加电解质紊乱（尤其是低钾血症）的发生率。⑦非甾体抗炎药能降低本药的利尿作用，增加肾损害几率；与吲哚美辛合用，可影响后者在肠道的吸收并对抗后者的升压作用。⑧与拟交感神经药物及抗惊厥药物合用，其利尿作用减弱。⑨可降低降糖药的疗效。⑩可降低抗凝药和抗纤溶药的作用。

（7）合理用药提示：①药物剂量应个体化，从最小有效剂量开始，根据利尿反应调整剂量。②本药注射液碱性较高，宜用氯化钠注射液稀释，而不宜用葡萄糖注射液稀释。

2. 布美他尼

（1）作用机制：为呋塞米的衍生物，其作用部位、作用机制、作用特点与呋塞米相似，但利尿作用强于呋塞米。抑制碳酸酐酶的作用较弱，因而其 K^+ 丢失较呋塞米轻。

（2）适应证：临床主要作为呋塞米的代用品，对某些呋塞米无效的病例可能有效。

（3）禁忌证：对本药或磺胺类药物过敏者、孕妇、无尿患者、肝性脑病患者、水、电解质严重失调者。

（4）用法用量：急性肺水肿者，将本药 2～5mg 加入 500ml 生理盐水注射液中静脉滴注，30～60min 滴完。也可肌内注射或静脉注射，每次 0.5～1mg，必要时 30min 再给药 1 次。

（5）不良反应：①不良反应基本同呋塞米，但低钾血症的发生率较呋塞米低。②少数男性患者可出现乳房发育。③偶见未婚男性遗精和阴茎勃起困难。

（6）药物相互作用：与呋塞米基本相同。

（7）合理用药提示：与呋塞米基本相同。

（三）糖皮质激素

对非感染因素引起的早期 ARDS，大量、短程应用糖皮质激素可以使 ARDS 病死率降低，效果较好。常用的药物有甲泼尼龙和地塞米松。

1. 甲泼尼龙

（1）作用机制：抗炎作用较强，对钠潴留作用微弱。

（2）适应证：其作用特点与泼尼松龙相似，主要用于危重疾病的急救、胶原病、过敏反应、白血病、休克、脑水肿、多发性神经炎、脊髓炎、器官移植等。

（3）禁忌证：对肾上腺皮质激素类药物过敏者。全身性真菌感染。

（4）用法用量：危重病症的辅助药物：推荐剂量为每次 15～30mg/kg，静脉注射至少 30min。根据临床需要，可于 48 h 内每隔 4～6 h 重复 1 次。应用3～5 d

后，如需继续使用，可改为口服泼尼松 10～15mg/d，但要继续观察感染情况，并可同时服用雷尼替丁预防应激性溃疡的发生。

（5）不良反应：①大剂量或长期应用本类药物，可引起医源性库欣综合征。②可出现血钙、血钾降低，广泛小动脉粥样硬化、下肢水肿、创口愈合不良、月经紊乱、股骨头缺血性坏死、儿童生长发育受抑制以及精神症状等。③大剂量给药时可导致心律失常。

（6）药物相互作用：①与口服降糖药、胰岛素和口服抗凝药合用，其作用均减弱。②与苯巴比妥、苯妥英钠和利福平合用，其作用减弱。③与噻嗪类利尿药或两性霉素 B 合用排钾量增加。④与水杨酸盐合用更易致消化性溃疡。

（7）合理用药提示：①注射液在紫外线和荧光下易分解破坏，故使用和储藏时应避光。②注射给药时，建议本药与其他药物分开。

2. 地塞米松

（1）作用机制：抗炎作用及控制皮肤过敏的作用较强，但对水钠潴留和促进钾的排泄作用较弱。

（2）适应证：抗炎、抗风湿、免疫抑制及抗休克等。

（3）禁忌证：活动性肺结核、胃与十二指肠溃疡、血栓性静脉炎、肠吻合手术后。

（4）用法用量：静脉注射或滴注（静脉滴注时应以 5% 葡萄糖注射液稀释），每次 2～20mg，2～6 h 重复给药至病情稳定，但大剂量连续给药一般不超过 72 h。应用 3～5 d 后，如需继续使用，可改为口服泼尼松 10～15mg/d，但要继续观察感染情况，并可同时服用雷尼替丁预防应激性溃疡的发生。

（5）不良反应：水钠潴留的不良反应较少，较大量服用时易引起糖尿、类库欣综合征及精神症状。静脉注射可引起肛门生殖区的感觉异常和激惹。

（6）药物相互作用：口服制酸药可降低其胃肠道吸收；氨鲁米特使其半衰期缩短。

（7）合理用药提示：对其他肾上腺皮质激素类药物过敏者，也可能对本药过敏。

（四）其他治疗药物

ARDS 的病因各异，但是病理和生理改变及临床过程并不依赖于特定的病因，其共同的基础是肺泡－毛细血管的急性损伤。虽然肺损伤的机制尚未完全阐明，但已经确认它是系统性炎症反应综合征的一部分。此外，肺表面活性物质的异常也与 ARDS 的发生密切相关。故临床上采用表面活性剂和过氧化物歧化剂预防和治疗 ARDS。

第十一章

■■■ ·· ■

呼吸衰竭

第一节　呼吸衰竭概念

一、疾病概述

是指各种原因引起的肺通气和（或）换气功能严重障碍，以致在静息状态下不能维持足够的气体交换，导致低氧血症，伴或不伴高碳酸血症，进而引起一系列病理生理改变和相应临床表现的综合征。

二、诊断标准

（一）诊断要点

1. 急性呼吸衰竭的诊断

呼吸衰竭因病因不同，病史、症状、体征和实验室检查结果都不尽相同。除原发疾病和低氧血症导致的临床表现外，呼吸衰竭的诊断主要依靠血气分析。并结合肺功能、肺部影像学和纤维支气管镜等检查，有助于明确呼吸衰竭的原因。

（1）动脉血气分析：对明确诊断、分型、指导治疗以及判断预后均有重要意义。呼吸衰竭动脉血气诊断标准是：在海平面静息状态，呼吸空气，$PaO_2 <$ 60mmHg，$PaCO_2$ 正常或低于正常时为氧合衰竭（或称 Ⅰ 型呼吸衰竭）；若 $PaO_2 < 60$mmHg 并伴 $PaCO_2 > 50$mmHg 为通气衰竭（或称 Ⅱ 型呼吸衰竭）。

（2）肺功能测定：通常的肺功能检测是肺活量测定，有助于判断气道阻塞的严重程度。呼吸肌功能测试能够提示呼吸肌无力的原因和严重程度。

（3）胸部影像学检查：包括普通 X 线胸片、胸部 CT 和放射性核素肺通气/灌注扫描等，有助于分析引起呼吸衰竭的原因。

（4）纤维支气管镜检查：对明确大气道情况和取得病理学证据具有重要意义。

2. 慢性呼吸衰竭的诊断

慢性呼吸衰竭的血气分析诊断标准参见急性呼吸衰竭，但在临床上Ⅱ型呼吸衰竭患者还常见于另一种情况，即吸氧治疗后，$PaO_2 > 60mmHg$，但 $PaCO_2$ 仍升高。

(二) 呼吸衰竭分级

在临床实践中，通常按脉血气分析、发病急缓及病理生理的改变将呼吸衰竭进行分类。

1. 按动脉血气分析分类

(1) Ⅰ型呼吸衰竭：即缺氧性呼吸衰竭，血气分析特点是 $PaO_2 < 60mmHg$，$PaCO_2$ 降低或正常。主要见于肺换气障碍（通气/血流比例失调、弥散功能损害和肺动—静脉分流）疾病，如严重肺部感染性疾病、间质性肺疾病、急性肺栓塞等。

(2) Ⅱ型呼吸衰竭：即高碳酸性呼吸衰竭，血气分析特点是 $PaO_2 < 60mmHg$，同时伴有 $PaCO_2 > 50mmHg$，系肺泡通气不足所致。

2. 按发病急缓分类

(1) 急性呼吸衰竭：由于某些突发的致病因素，如严重肺疾病、创伤、休克、电击、急性气道阻塞等，使肺通气和（或）换气功能迅速出现严重障碍，在短时间内引起呼吸衰竭。因机体不能很快代偿，若不及时抢救，会危及患者生命。

(2) 慢性呼吸衰竭：指一些慢性疾病，如 COPD、肺结核、间质性肺疾病、神经肌肉病变等，其中以 COPD 最常见，造成呼吸功能的损害逐渐加重，经过较长时间发展为呼吸衰竭。

3. 按发病机制分类

可分为通气性呼吸衰竭和换气性呼吸衰竭。

三、呼吸衰竭的临床表现及并发症

(一) 临床表现

1. 急性呼吸衰竭的临床表现

主要是低氧血症和 CO_2 潴留所致的呼吸困难和多器官功能障碍。

(1) 呼吸功能紊乱：呼吸困难和呼吸频率增快往往是临床上最早出现的重要症状，表现为呼吸费力，伴有呼吸频率加快、呼吸表浅、鼻翼扇动、辅助肌参与呼吸。有时也可出现呼吸节律紊乱，表现为陈施呼吸、叹息呼吸样，主要见于中枢受抑制时。呼吸衰竭并不一定有呼吸困难，严重时也出现呼吸抑制。

(2) 发绀：是一项可靠的低氧血症体征，当动脉血氧饱和度低于 90% 时，可在口唇、指甲出现发绀，但不敏感。

（3）神经精神症状：急性缺氧可出现精神错乱、躁狂、昏迷、抽搐等症状。如合并急性 CO_2 潴留，可出现嗜睡、淡漠、扑翼样震颤，甚至呼吸骤停。

（4）循环系统表现：多数患者有心动过速；严重低氧血症、酸中毒可引起心肌损害，亦可引起周围循环衰竭、血压下降、心律失常、心搏停止。

（5）消化和泌尿系统表现：严重呼吸衰竭对肝肾功能都有影响，部分患者可出现丙氨酸氨基转移酶与血浆尿素氮升高；个别患者可出现尿蛋白、红细胞和管型。因胃肠道黏膜屏障功能损伤，导致胃肠道黏膜充血水肿、糜烂渗血或应激性溃疡，引起上消化道出血。

2. 慢性呼吸衰竭的临床表现

与急性呼吸衰竭大致相似，但以下几个方面有所不同：

（1）呼吸困难：COPD 所致的呼吸衰竭，病情较轻时表现为呼吸费力伴呼气延长，严重时发展成浅快呼吸。若并发 CO_2 潴留，$PaCO_2$ 升高过快或明显升高以致发生 CO_2 麻醉时，患者可由呼吸过速转为浅慢呼吸或潮式呼吸。

（2）神经精神症状：慢性呼吸衰竭伴 CO_2 潴留时，$PaCO_2$ 升高可表现为先兴奋后抑制。但此时切忌用镇静或催眠药，以免加重 CO_2 潴留，发生肺性脑病。肺性脑病表现为神志淡漠、肌肉震颤或扑翼样震颤、间歇抽搐、昏睡，甚至昏迷等。

3. 循环系统表现

CO_2 潴留使外周体表静脉充盈、皮肤充血、温暖多汗、血压升高、心排血量增多而致脉搏洪大；多数患者有心率加快，因脑血管扩张产生搏动性头痛。

（二）并发症

1. 心血管功能障碍

严重的 CO_2 潴留可引起心悸、球结膜充血、心律失常、肺动脉高压、右心衰竭、低血压等。

2. 消化系统症状

溃疡性症状、上消化道出血、肝功能异常。

3. 肾脏并发症

可出现肾功能不全，但多为功能性肾功能不全，严重 CO_2 潴留，缺氧晚期可出现肾衰竭。

4. 酸碱失衡和电解质紊乱

第二节　呼吸衰竭的预防与治疗

一、呼吸衰竭的危险因素

完整的呼吸过程由相互衔接并同时进行的外呼吸、气体运输和内呼吸 3 个环节来完成。参与外呼吸，即肺通气和肺换气的任何一个环节的严重病变，都可导致呼吸衰竭。

1. 气道阻塞性病变

气管－支气管的炎症、痉挛、肿瘤、异物、纤维化瘢痕，如 COPD、重症哮喘等引起气道阻塞和肺通气不足，或伴有通气/血流比例失调，导致缺氧和 CO_2 潴留，发生呼吸衰竭。

2. 肺组织病变

各种累及肺泡和（或）肺间质的病变，如肺炎、肺气肿、严重肺结核、弥漫性肺纤维化、肺水肿、矽肺等，均致肺泡减少、有效弥散面积减少、肺顺应性减低、通气/血流比例失调，导致缺氧或合并 CO_2 潴留。

3. 肺血管疾病

肺栓塞、肺血管炎等可引起通气/血流比例失调，或部分静脉血未经过氧合直接流入肺静脉，导致呼吸衰竭。

4. 胸廓与胸膜病变

胸部外伤造成连枷胸、严重的自发性或外伤性气胸、脊柱畸形、大量胸腔积液或伴有胸膜肥厚与粘连、强直性脊柱炎、类风湿性脊柱炎等，均可影响胸廓活动和肺扩张，造成通气减少及吸入气体分布不均，导致呼吸衰竭。

二、呼吸衰竭的治疗

（一）呼吸衰竭的治疗策略

加强呼吸支持，包括保持呼吸道通畅、纠正缺氧和改善通气等；加强呼吸衰竭病因和诱发因素的治疗；加强一般支持治疗和对其他重要脏器功能的监测与支持。

（二）呼吸衰竭的治疗原则

治疗病因，去除诱因，保持呼吸通畅，纠正缺氧，解除 CO_2 潴留和酸碱失衡所致的代谢功能紊乱，治疗与预防缺氧和 CO_2 潴留所引起的各种症状。

（三）非药物治疗

1. 保持呼吸道通畅

对任何类型的呼吸衰竭，保持呼吸道通畅是最基本、最重要的治疗措施。气道不畅使呼吸阻力增加，呼吸功消耗增多，会加重呼吸肌疲劳；气道阻塞致分泌物排出困难将加重感染，同时也可能发生肺不张，使气体交换面积减少；气道如发生急性完全阻塞，会发生窒息，在短时间内导致患者死亡。

2. 氧疗

通过增加吸入氧浓度来纠正患者缺氧状态的治疗方法即为氧疗。对于急性呼吸衰竭患者，应给予氧疗。

3. 机械通气增加通气量、改善 CO_2 潴留

当机体出现严重的通气和（或）换气功能障碍时，以人工辅助通气装置来改善通气和（或）换气功能，即为机械通气。呼吸衰竭时应用机械通气能维持必要的肺泡通气量，降低 $PaCO_2$；改善肺的气体交换效能；使呼吸肌得以休息，有利于恢复呼吸肌功能。

4. 加强营养支持

呼吸衰竭患者因摄入热量不足、呼吸功增加、发热等因素，机体处于负代谢，出现低蛋白血症，会降低机体免疫功能，感染不易控制，呼吸肌疲劳不易恢复，以致抢救失败或病程延长。抢救时，应常规鼻饲高蛋白、高脂肪和低碳水化合物，以及多种维生素和微量元素的饮食，必要时给予静脉高营养和治疗。

（四）药物治疗

呼吸衰竭的药物治疗主要是对症处理。如使用呼吸兴奋剂增加患者的通气量，使用支气管扩张剂保持患者呼吸通畅等，纠正酸碱失衡和电解质紊乱，加强营养支持，症状改善后积极治疗引起呼吸衰竭的原发病。

第三节 呼吸衰竭的临床用药

一、概述

（一）呼吸衰竭药物治疗的特点

呼吸衰竭的治疗主要是治疗病因，祛除诱因。常用的药物主要有抗菌药物、支气管扩张剂和呼吸道的湿化、雾化剂。在急性呼吸衰竭时，上述药物主要经静脉给药。

反复的支气管－肺部感染是引起慢性呼吸衰竭的重要因素，也是呼吸衰竭加重的关键所在。文献报道，90％的呼吸衰竭急性发作是由于支气管－肺部感染诱发的，正是由于严重的支气管－肺部感染加重气道阻塞，导致了呼吸衰竭。而慢性呼吸衰竭，特别是在使用呼吸机治疗时也很容易加重支气管－肺部感染。因此，在治疗慢性呼吸衰竭时，积极使用抗菌药物预防治疗支气管－肺部感染，是成功治疗的关键。

临床上在有效使用抗菌药物治疗的基础上常用的还有支气管扩张剂和雾化吸入治疗。正确使用支气管扩张剂对慢性呼吸衰竭患者通畅气道、改善缺氧是非常有益的。呼吸道的湿化和雾化治疗采用吸入微小的雾滴或雾粒，使其悬浮于气体中，进入呼吸道和肺内，达到洁净气道、湿化气道，局部治疗及全身治疗的目标。对于慢性呼吸道疾病的患者起到较好的解痉、祛痰、通畅气道的作用。

对慢性呼吸衰竭患者，还可以合理使用糖皮质激素，这样可以减轻气道炎症、通畅气道、提高患者的应激能力，减轻脑水肿。但不宜长期使用。

此外，慢性呼吸衰竭患者由于缺氧、二氧化碳潴留，以及使用糖皮质激素和氨茶碱等原因，常可并发消化道出血，所以需要使用抑酸药和抗凝药预防消化道出血。

急性呼吸衰竭的治疗应针对呼吸衰竭本身和原发疾病同时进行，并配合适当的支持治疗。

（二）常用治疗呼吸衰竭药物的适应证和禁忌证（表 11-1）

表 11-1　治疗呼吸衰竭药物限制使用情况

药物种类	适应证	禁忌证	限制使用
尼可刹米	中枢性呼吸抑制及各种原因引起的呼吸抑制	抽搐及惊厥患者；小儿高热而无中枢性呼吸衰竭时	急性血卟啉病
洛贝林	主要用于各种原因引起的中枢性呼吸抑制，临床上常用于新生儿窒息、一氧化碳、阿片中毒等	尚不明确	尚不明确

注：其余药物，如支气管扩张剂、雾化剂、祛痰药见第六章相关内容

（三）呼吸衰竭的其他药物治疗

慢性呼吸衰竭的患者可并发消化道出血，需要预防性使用抑酸剂，如 H_2 受体拮抗剂、氢氧化铝凝胶等控制胃酸，减少出血机会。对有出血征兆的或消化道出血患者，需要使用凝血酶、酚磺乙胺等止血、抗凝药物。

二、呼吸衰竭的联合用药

慢性呼吸衰竭常是混合感染，需要联合应用抗菌药物。使用药物的抗菌谱兼顾革兰阳性菌、革兰阴性菌和厌氧菌。可采用第 2 代、第 3 代头孢菌素与氨基糖苷类药物或喹诺酮类药物联合应用，青霉素过敏者选用氟喹诺酮类或克林霉素。

三、国家基本药物品种（表 11-2）

表 11-2　国家基本药物目录中可用于呼吸衰竭治疗的西药

药品名称	英文名称	剂型
尼可刹米	nikethamide	注射液
洛贝林	lobeline	注射液
泼尼松	prednisone	片剂
氨溴索	ambroxol	片剂、分散片、胶囊、口服液、糖浆
溴己新	bramhexine	片剂

四、国家基本药物合理使用

（一）呼吸兴奋剂

对于呼吸衰竭的患者可以通过使用呼吸兴奋剂来增加通气量，改善 CO_2 潴留。呼吸兴奋剂的使用原则是必须保持气道通畅，否则会促发呼吸肌疲劳，而加重 CO_2 潴留；脑缺氧、水肿未纠正而出现频繁抽搐者慎用；患者的呼吸肌功能基本正常；不可突然停药。主要适用于以中枢抑制为主、通气量不足引起的呼吸衰竭，对以肺换气功能障碍为主所导致的呼吸衰竭患者，不宜使用。常用的药物有尼可刹米和洛贝林，用量过大可引起不良反应。

1. 尼可刹米

（1）作用机制：选择性地直接兴奋延髓呼吸中枢；也可通过作用于颈动脉和主动脉化学感受器选择性地兴奋呼吸中枢，并提高呼吸中枢对二氧化碳的敏感性，使呼吸加快、加深，对血管运动中枢有微弱兴奋作用。剂量过大可引起惊厥。

（2）适应证：用于中枢性呼吸抑制及各种原因引起的呼吸抑制。

（3）禁忌证：抽搐及惊厥患者。

（4）用法用量：给药途径为皮下注射、肌内注射、静脉注射。①成人：常用量，每次 0.25～0.5g，必要时 1～2 h 重复用药。极量，每次 1.25g。②儿童：常用量，6 个月以下，每次 75mg；1 岁，每次 0.125g；4～7 岁，每次 0.175g。

（5）不良反应：常见面部刺激征、烦躁不安、抽搐、恶心、呕吐等。大剂量时可出现血压升高、心悸、出汗、面部潮红、呕吐、震颤、心律失常、惊厥，甚至昏迷。

（6）药物相互作用：与其他中枢兴奋药合用，有协同作用，可引起惊厥。

（7）合理用药提示：作用时间短暂，应视病情间隔给药。

2. 洛贝林

（1）作用机制：刺激颈动脉窦和主动脉化学感受器，反射性地兴奋呼吸中枢而使呼吸加快，但对呼吸中枢并无直接兴奋作用。对迷走神经中枢和血管运动中枢也同时有反射性的兴奋作用；对自主神经节先兴奋后阻滞。

（2）适应证：用于各种原因引起的中枢性呼吸抑制。临床上常用于新生儿窒息，一氧化碳、阿片中毒等。

（3）禁忌证：尚不明确。

（4）用法用量：①成人：静脉注射，每次 3mg。极量，每次 6mg，20mg/d。皮下或肌内注射，每次 10mg。极量，每次 20mg，50mg/d。②儿童：静脉注射，每次 0.3～3mg，必要时每隔 30min 可重复使用。新生儿窒息可注入脐静脉 3mg。皮下注射或肌内注射，每次 1～3mg。

（5）不良反应：可有恶心、呕吐、呛咳、头痛、心悸等。

（6）药物相互作用：尚不明确。

（7）合理用药提示：剂量较大时，能引起心动过速、传导阻滞、呼吸抑制，甚至惊厥。

（二）支气管扩张剂

正确使用支气管扩张剂对慢性呼吸衰竭患者通畅气道、改善缺氧是非常有益的。支气管扩张剂可解除支气管痉挛，通畅气道，增加通气量。常用支气管扩张剂为 β_2 受体激动剂、抗胆碱能药及茶碱类。给药方式常用吸入和口服，最好选用吸入给药；茶碱类可口服或静脉给药，对于急性呼吸衰竭的患者最好使用静脉给药。

（三）抗感染治疗

呼吸道感染是呼吸衰竭最常见的诱因，建立人工气道机械通气和免疫功能低下的患者易反复发生感染，且不易控制。应在呼吸道分泌物引流通畅的条件下，根据痰细菌培养和药物敏感试验结果，选择有效的抗菌药物治疗。具体药物的合理使用参见第七章相关内容。

（四）其他药物

1. 呼吸道的湿化和雾化治疗

引起急性呼吸衰竭的原发疾病多种多样，在解决呼吸衰竭本身造成危害的前提下，针对不同病因采取适当的治疗措施十分必要，也是治疗呼吸衰竭的根本所在。常用湿化及雾化的药物有祛痰药、支气管扩张剂、抗胆碱能药和糖皮质激素等。

2. 纠正酸碱平衡失调和电解质紊乱

慢性呼吸衰竭大部分是由于支气管－肺部感染加重而引起的气道阻塞加重，使 CO_2 潴留和严重缺氧，随之出现酸碱失衡和电解质紊乱，因此要积极纠正患者的酸碱平衡和电解质紊乱。随着气道通畅，CO_2 潴留解除，呼吸性酸中毒及低氧血症随之纠正，原则上不需要补充碱性药物。但当 pH＜7.20 时，可适当补充 5％碳酸氢钠。患者酸碱失衡常同时存在严重的电解质紊乱，其中水、钠异常较为常见。需要针对不同情况进行相应的预防和治疗。

3. 糖皮质激素

对于慢性呼吸衰竭的患者，临床上可适量应用糖皮质激素治疗，目的是减轻气道炎症，通畅气道，提高患者的应激能力，减轻脑水肿。但不宜长期使用。

4. 止血药

慢性呼吸衰竭患者由于缺氧、CO_2 潴留等因素，常可并发消化道出血，需要预防性使用抑酸剂，如 H2 受体拮抗剂、氢氧化铝凝胶等控制胃酸，减少出血机会。